緊急出版

医療介護の岩盤規制をぶっとばせ！

──コロナ渦中の規制改革推進会議、2年間の記録──

社会福祉法人日本医療伝道会衣笠病院グループ相談役

武藤 正樹

篠原出版新社

目　次

は　じ　め　に

　2019年10月から著者は、内閣府の規制改革推進会議の医療・介護ワーキンググループ（座長：大石佳能子・メディヴァ社長）の専門委員を務めている。新型コロナ感染拡大の波の中、2020年から会議はオンライン会議に置き換わったが、月2回ペースで行われる会議には河野太郎規制改革担当大臣も出席して、その内容は熱い。毎回、医療介護の制度改革の最前線といった趣だ。議論は関連の業界団体からの要望と、それに応える担当省庁の回答に対して委員が質疑応答を繰り返す。そして課題解決へ向けて具体的な方向性やその実施期限を決めて、課題の進捗フォローアップも行うという形式で進む。

　規制改革会議の源流は、40年前の1983年の中曽根内閣時代の臨時行政改革推進審議会（会長：土光敏夫・経団連名誉会長）の下に設置された規制緩和分科会に始まる。あのメザシの土光さんからスタートしたのだ。この規制改革会議の背景には、「小さな政府」や「民営化」を目指し、大幅な規制緩和、市場原理主義を掲げる「新自由主義」の経済思想が流れている。

　こうして発足した規制改革会議は、1980年代には「経済的規制」を中心に議論がなされていた。しかし、1990年代からは「社会的規制」も扱うようになった。その中で官製市場の典型である医療分野については、2001年の総合規制改革会議の第一次答申が1つのエポックとなった。

　その第一次答申の成果を振り返ると、レセプト電子化とレセプトのオンライン請求などの医療のIT化に大きく貢献したもの、混合診療のように既存の枠組みからは脱せなかったが、改善が図られたもの、株式会社立病院のように全く実現をみなかったもの、一般用医薬品のコンビニエンスストアでの販売にみられるように医薬品の定義を大きく変えたものなどさまざまである。成果はさまざまだが、規制改革会議なしで、これらの改革が各省庁の中だけで単独で成しえたかと言えば、それは疑問だ。各省庁と関連業界団体だけではできないことを行うのが規制改革会議に与えられた役割である。

　本書では、こうした規制改革40年の歴史の流れを踏まえながら、現在の規制改革推進会議の医療・介護ワーキンググループの2年間の足跡を追うことにした。テーマはオンライン診療、科学的介護、介護サービスの効率化、スイッチOTC、プログラム医療機器（SaMD）再製造単回使用医療機器など最新の課題を取り上げた。

　また、新型コロナにより逼迫した病床問題と、2025年へ向けての改革トピックスについても合わせて取り上げた。

　本書が医療介護制度とその「制度改革」に関心をお持ちの関係諸氏のお役に少しでも立つことができれば幸いです。

2021年5月　横浜港南台で

武藤 正樹

第1章　新型コロナと医療提供体制

1．新型コロナ論争

　2021年1月7日、新型コロナウイルス第3波の拡大で2度目の緊急事態宣言が発令された。同時にGoToトラベル全国停止も緊急事態宣言にあわせて延長すると発表された。

　経済立て直しを優先する菅政権の肝いり政策のGoToトラベルも、政府コロナ対策分科会の尾身茂会長をはじめとする感染防止派に押し切られたと言える。

　このように経済を優先するか、感染防止を優先するかの立場で、社会はいま二分されている。こうした二分した考えは、「ハンマー＆ダンス」と呼ばれることがある。感染拡大を抑え込むための厳しい移動・外出制限を行うハンマー派と、むしろ活動制限を最小限にとどめるダンス派である。

(1) ハンマー＆ダンス

　「ハンマー＆ダンス」は、もともとは感染防止策の中で、移動・外出制限のハンマーを振り下ろして感染拡大を抑え込む時期と、その抑え込みを持続しながら移動・外出制限を緩和するという時期の意味である。しかしここでは、こうした考え方をロックダウンなどの移動・外出制限を強力に押し進めるグループをハンマー派と呼び、都市ロックダウンなどの外出や移動規制に反対し、集団免疫の獲得に重点をおく考え方をダンス派と呼ぶことにする。

　さて、一般社会の中でのハンマー派とダンス派の二分が、医療関係者や研究者の間でも、2つのグループの対立としても鮮明となった「事件」が、欧米で第3波がスタートした2020年10月に起きた。それが米国のグレートバリントン宣言とそれに反対を唱える英国のジョン・スノウ覚書である。

(2) グレートバリントン宣言とジョン・スノウ覚書

　2020年10月4日、米国でロックダウンなどの行動制限に反対して、それらがもたらす社会的損害を最小化しようとする「グレートバリントン宣言」が発表された。米国マサチューセッツ州グレートバリントンにある

シンクタンク「American Institute for Economic Research」で、ハーバード大学のマーチン・クルドーフ氏（生物統計学及び感染症疫学）、オックスフォード大学のサネトラ・グプタ氏（感染症疫学）、スタンフォード大学のジェイ・ブハタチャルヤ氏（感染症疫学、医療経済学、公衆衛生）の専門家らが起草し、世界中の科学者及び臨床医、そして一般市民の署名を集めた。署名は10月20日時点で1万人を超える科学者、3万人を超える医療関係者の署名を集めたという。宣言のウェブサイトは世界各国の言語に翻訳され、日本語のページもある。

　このグレートバリントン宣言が出されてから10日後の10月15日、この宣言に反対する内容の声明「ジョン・スノウ覚書」が、英国の医学誌「ランセット」に掲載された。ジョン・スノウは英国の医師で現代疫学の創始者の一人でもある。その名を冠したジョン・スノウ覚書は、公衆衛生、疫学、医学、小児科、社会学、ウイルス学、感染症、医療システム学、心理学、精神医学、健康政策、数学的モデリング論にまたがる専門知識を持つ英米独の国際的な研究者の80名が署名している。ジョン・スノウ覚書もWebサイト上に掲載され署名活動を行っていて2,000名の署名を集めた。

　このダンス派のグレートバリントン宣言と、ハンマー派のジョン・スノウ覚書を比べながら読み解いていこう。その論点は、①ロックダウンの是非、②集団免疫の是非、③ハイリスク者への集中保護の是非である。

①ロックダウンの是非

　まず、ロックダウンの是非についてである。

　グレートバリントン宣言では、「ロックダウン政策は、短期的及び長期的公衆衛生に破滅的影響を与える。その結果として、子供の予防接種率の低下、心疾患アウトカムの悪化、がん検診の減少、及び精神衛生の悪化などがあり、以後何年にもわたり超過死亡率が上昇し、労働者階級や社会の若者たちが最も重い負担を負うことになる。学生たちを学校に行かせないのは重大な不正義である」としている。

　これに対してジョン・スノウ覚書では、ロックダウンの弊害は認めつつも、「ロックダウンが新型コロナの

死亡率を減らすためには不可欠」としている。そして、ロックダウンにより感染拡大までの時間を稼いで、その間に「ヘルスケアサービスが崩壊するのを防ぎ、パンデミック対策システムを構築する」こととしている。

②集団免疫

次に集団免疫については、グレートバリントン宣言では、「新型コロナウイルスによる死亡に対する脆弱性は、若者に比べ高齢者で 1,000 倍高い。事実、子供にとっては、新型コロナウイルスはインフルエンザなどの他の多くの脅威に比べ危険度が低い。人々の間で免疫がつくられれば、弱者も含め社会全体のウイルスに対する感染リスクは下がる。すべての集団において、最終的には集団免疫が獲得されることは周知のことであり、これはワクチンにより補うことができる。このため死亡リスクが低い人々には普段の生活を許す。学校や大学は開校して対面授業をすべきである。スポーツなどの課外活動も再開すべきである。若くてリスクの低い大人は自宅で働くのではなく通常通り働くべきである。レストランやその他の商売も開くべきである」として、集団免疫策を肯定している。

一方、ジョン・スノウ覚書では、集団免疫策には「欠陥がある」としている。理由は集団免疫を得る過程で起きる「若年者への制御不能な感染は、全人口にわたって重大な罹患率及び死亡率の上昇の危険をもたらす。急性及び日常的なケアを提供する医療システムの崩壊を招く。また、新型コロナに感染後の獲得免疫の持続性とその免疫の低下下も懸念される」。

③ハイリスク者の集中保護

次にハイリスク者の集中保護については、グレートバリントン宣言では、「集団免疫を獲得する利点と欠点のバランスをとる最も思慮深い方法としては、死亡リスクが低い人々には普段の生活を許し、自然感染を通してウイルスに対する免疫を獲得するようにして、一方、リスクが最も高い人々は保護するのがよい」として、高齢者や基礎疾患もつハイリスクグループの「集中的保護（Focused Protection）」を提言している。具体的には「老人ホームでは獲得免疫を付けたスタッフを雇ってケアを行う」、在宅の高齢者については「食料品やその他の生活必需品を配達してもらう」などの対応策を述べている。

一方ジョン・スノウ覚書では、「ハイリスクの高齢者対策といっても、重篤な病気や脆弱な高齢者の割合は、地域人口の 30% を占めるところもある。地域の大規模な集団の長期孤立は事実上不可能であり、極めて非倫理的である。多くの国からの実証的証拠からは、制御不能な流行を社会の特定の区域内に制限することは不可能である。また、このようなアプローチではパンデミックによって既にむき出しにされた社会経済的不平等の構造的差別をさらに悪化させる。最も脆弱な人々を保護するための特別な努力は不可欠だが、多面的な人口レベルの戦略と手をつないで行かなければならない」としている。

（3）政治的分断

このグレートバリントン宣言は、米国では、コロナをめぐる政治的な分断を煽ったとしている。2020 年10 月のウォール・ストリート・ジャーナルの社説で、当時のドナルド・トランプ米大統領の「新型コロナウイルス感染症を恐れるな」の主張に、「科学者たちも支持」と報じている。

一方、ジョン・スノウ覚書の英国ではどうだろう？ もともと英国のボリス・ジョンソン首相は昨年の新型コロナ流行初期には「新型ウイルスは感染しても多くの場合、軽症である。ゆえに高齢者や持病を持つ人など重症化しやすい弱者対策に集中する」としていた。しかしその後、自身もコロナに感染したこともあり、ロックダウンに方針を切り替えている。

英国の首相官邸のスポークスマンも今回のグレートバリントン宣言について、「（集団免疫で）リスクの低い人々がウイルスに感染した場合、リスクの高い人々へのウイルス感染を避けることができるのか？ 避けられなければ病院や集中治療室での医療が崩壊する」と述べて反対を表明している。

さて、集団免疫といえばスウェーデンが有名だ。スウェーデンのコロナ対策を主導した疫学者のアンデシュ・テグネル氏は 2020 年 3 月には、以下のように述べていた。「われわれの主要な戦術は集団免疫ではない。主要な戦略は感染の広がりを遅らせて医療を逼迫させないことだ。しかし、この 2 つの目標は矛盾しない。集団免疫の概念は素晴らしい」。

このように独自の集団免疫対策で世界的な注目を集めてきたスウェーデンが、2020 年 10 月から始まった感染爆発でついに方針を転換した。11 月に入ると、感染の再拡大を受けて商業活動の禁止措置を発表し、レストランやバーの営業時間制限を行った。しかしすでに時は遅く、12 月 12 日時点で 100 万人当たりの新規感染者数が 583 人に達し、アメリカの 639 人に迫って感染爆発となっている。

さて、わが国のハンマー＆ダンスはいつまで続くのだろう？ 東京オリンピック・パラリンピックが実施

されれば、第5波が襲い、その終息は2022年春との予測もある。東京オリンピックの開催と第5波の行方に注目したい。

2．第三波で病床逼迫のワケ

2021年4月以来、新型コロナのまん延防止等重点措置が、東京を始め10の都府県に適応された。いよいよ、新型コロナの第4波の襲来が現実味を帯びてきた。第4波では感染力も強い英国由来の変異株が増加しているのも気になるところだ。そして大阪府や兵庫県では、すでに感染患者の増加によって病床の逼迫が懸念されている。第4波によって今年1月の第3波のときのように再び病床逼迫が起きるのだろうか？　ワクチン接種が期待どおりに広がっていないことも不安の種だ。

さて、日本はOECD諸国の中でも人口当たりの病床数は第一位、しかも新型コロナの患者数は欧米に比べても格段に少ないのにもかかわらず、なぜ、新型コロナによる病床逼迫が起きるのだろう。逼迫の現状とその

ワケを、歴史をさかのぼって検証してみよう。

答えは次の言葉にある。「大惨事が訪れる前から悪かったものは、すべて耐え難いまでに悪化する」（ナオミ・クライン）である。

（1）新型コロナによる病床逼迫

新型コロナ第3波の中で、病床逼迫により入院する前に亡くなる方が増えた。新型コロナウイルス感染患者のうち、自宅や宿泊療養施設で療養中に死亡した人が2021年1月だけでも132人にのぼることがわかった。年齢別では、90代が16人、80代が37人、70代が36人と高齢者が多いものの、30代が2人、20代も1人と若い世代でも確認されている。また、亡くなる前に感染が判明していた人は56人、死亡後の検査でわかった人が76人だった。こうした自宅療養者は1月20日時点で3万5,394人まで増えている。

2021年1月27日時点で全国の新型コロナ患者用に確保済の病床数は2万7,895床だ。これは一般病床約88万床の約3%だ。コロナ患者数が圧倒的に違うが、英国では病床の30%をコロナ病床に転用した。また、ロンドンでは病床の50%をコロナ病床としたという。

図表1-1　新型コロナ患者受入実績

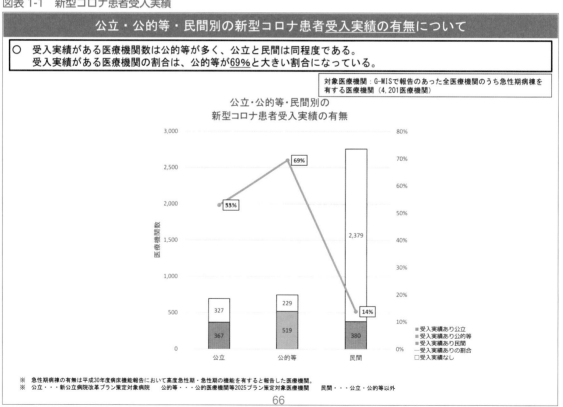

出典：第27回地域医療構想ワーキンググループ（2020年10月21日）

なぜ、日本ではコロナ病床を増やすことができないのだろうか？　日本ではコロナ患者を受け入れているのは、公立・公的病院に偏っている。病院の８割を占める民間病院の受け入れが少ないと言われている。民間の急性期病院では受け入れ実績は14％で、公立病院53％、公的病院69％に比べて確かに少ない（図表1-1）。

（2）受け入れが少ない理由

民間病院に受け入れが少ない理由を見ていこう。1月24日のじほう社のメディファックスによる大阪府の民間病院の取材調査を見ていこう。調査は大阪府の145の民間病院に対して行われ、56病院が回答している。

それによると、病院関係者らは「院内感染を防ぐには、ウイルスの飛散を防ぐ設備や、エリアの区分けが必要だが整備には時間と費用が掛かる」、「コロナ用病床を設けると、近くの病室も空けたり、フロア全体を立ち入り制限したりしなければならない」。こうした課題を解消できたとしても、「コロナ患者には通常以上の看護師が必要だ。内科医や呼吸器科医への負担増は必至だが、看護師の人材確保は極めて難しい」という。また、風評被害の恐れもつきまとう。このため「公立病院をコロナ専用にし、病床拡充を図るのが現実的で、その場合は、民間病院は看護師の派遣や、一般患者の引き受けといった形で協力したい」と述べている。

一方、全国87ある大学付属病院（特定機能病院）など規模で医療人材の豊富な病院でも、積極的に受け入れているところと、そうでないところの差が歴然としている。千葉大学病院などは40床の病床を確保して受け入れを行っているが、その他の大学病院の受け入れ実態を見ると10人以上受け入れているのは6病院、4人以下が62病院もあり、受け入れゼロも22病院に上る。とくに、都内の東京大学附属病院は10人未満、国立国際医療研究センターも重症患者を数人しか受け入れていないという。

さらに、全国医学部長病院長会議によると、その病床の使い方にも課題がある。同会議は1月19日、大学病院の新型コロナウイルス患者受け入れ状況の調査結果を発表した。埼玉、千葉、東京、神奈川の1都3県では、大学病院の中等症・軽症者用ベッドの47％を、新型コロナから回復して無症状の患者が使用していた。そうした回復した患者の転院先となる後方支援施設が整っているのは、大学病院の4分の1だという。そして、大学病院からの転院調整についても自治体が実施しているのが4割、通常の転院と同様が5割としていて、

大学病院と一般病院間の連携の不備が指摘されている。

一方、退院基準を満たしていても、後方病院での受け入れを拒否される例もあるとして、一般病院や介護施設での理解が進むことを望んでいる。

（3）都道府県の病床確保事例

①東京都

東京都は2021年1月、「都立病院」と、都の政策連携団体の公社が設置する「公社病院」を合わせた14病院で、新型コロナウイルス感染病床を今より600床増やして1,700床に拡大する方針を決めた。14病院のうち、都立広尾病院（渋谷区）と、公社の荏原病院（大田区）、豊島病院（板橋区）を「重点医療機関」として、新型コロナの患者を重点的に受け入れる専門病院とする方針だ。広尾病院では、新型コロナ感染患者以外の入院や診察はすべて休止し、240床を確保して受け入れを目指すという。このため都立広尾病院（渋谷区）、公社豊島病院（板橋区）を含めた11病院では、心臓病の救急受け入れを停止した。このため急性心不全で10病院に受け入れを断られ、30キロ以上離れた病院に収容されたケースや、急性心筋梗塞で救急要請から3時間後に収容されたケースもあったという。このように東京都では、コロナの受け入れにより医療従事者が動員されると、通常医療の診療ができなくなるなど、大きな影響が生じることになった。

一方、コロナ病床の確保にはそれに対応した人員確保が欠かせない。中程度のコロナ患者を受け入れる旧都立府中療育センターは100床を目指したが、結局稼働は66床に留まった。理由は医療従事者の確保ができなかったからである。コロナ患者のケアには、通常の患者の2〜3倍の人員が必要だ。

②千葉県

千葉県も同様に、症状が回復した後、リハビリや持病の治療が必要ですぐには退院できない新型コロナ患者の転院先が見つからず、専用病床の逼迫が続く要因の1つとなっている。このため、これまで新型コロナの患者を受け入れていない県内の223の病院に文書で要請を行った。その結果、74の病院から、回復した患者の転院先となる「後方支援病院」として協力の申し出があった。確保した病床数は合わせて130床に上った。

こうした病院の1つである千葉市緑区にあるリハビリ専門の病院、千葉県千葉リハビリテーションセンターは、病状が回復したものの、筋力低下などでリハビリが必要な患者を受け入れるため、新たに4床を準備した。リハビリ専門のため、これまで新型コロナの患者

は受け入れていなかったが、千葉県からの依頼を受け、院内で協議した。その結果、感染のリスクが大幅に低くなるとされる国の「退院基準」が示されていることや、地域で病床が逼迫した状況の改善のために受け入れを決めた。

③長野県松本医療圏

一方、地域ぐるみでコロナ対策を行っているところもある。長野県の松本医療圏は松本市をはじめ、塩尻市や安曇野市など3市5村がある2次医療圏である。この松本医療圏では、相澤病院をはじめとした9つの病院では新型コロナの患者数にあわせて必要な病床数を想定し、症状の重さや人工透析が必要かなど患者の状態にあわせて受け入れる患者数や役割を病院ごとに割り振っているという。

もともと「松本医療圏」では、コロナ発生以前から、「地域完結型医療」を推し進めてきた経緯がある。こうした「地域完結型医療」を推し進めていくためには、日ごろから地域のさまざまな課題について病院同士がコミュニケーションを取り、地域医療をどのようにしていくかを議論してきた。こうした地域の中で、地道に各病院長同士が話し合いを続けてきたからこそ、今回のコロナ渦に速やかに対応することができたのだろう。

(4) 厚労省の対応

一方、厚労省はコロナによる病床逼迫に対して、すでに2020年12月25日に「感染拡大に伴う入院患者増加に対応するための医療提供体制パッケージ」をまとめて公表している。具体的には、「入院受け入れ医療機関への緊急支援」、「確保病床の最大限活用」など以下の5項目をまとめている。①新たな病床確保支援（1床当たり最大1,950万円の補助で病床確保を後押しする）、②確保病床の有効活用等（回復患者を受け入れる後方医療機関の報酬加算を3倍に引き上げ）、③柔軟な職員配置の容認等で既存病床をより効果的・効率的に活用する、④医療従事者への支援（重点医療機関に対する医療従事者派遣について、補助上限を2倍に引き上げる）、⑤院内感染発生時の早期収束支援、④高齢者施設等での感染予防、発生時の早期収束支援である。

さらに、厚労省が病床確保策として打ち出したのが感染症法の改正だ。改正により例えば、病床の確保が必要な場合、これまでは都道府県が医療関係者に協力を「要請」していたが、さらに、「勧告」という強い措置を取ることができるようになる。

こうした感染症法の改正案が、2月3日の参院本会議で、「新型インフルエンザ等対策特別措置法等の一部を改正する法律案」として、与党などの賛成多数で可決、成立した。同法は2021年2月13日から施行することになった。

同法は、新型コロナの病床確保等のため、正当な理由なく協力要請に応じず、勧告にも従わなかった場合には、医療機関名を公表できる罰則を盛り込んでいる。新型コロナ患者については、入院を拒否、入院先から逃亡した場合に過料を科すほか、保健所が実施する感染経路に関する調査を拒否、虚偽の回答をした場合にも過料を科すことになった。

(5) 病床当たりの職員数が手薄な日本

さて、新型コロナ第3波による病床逼迫の実態と対応の現状について見てきた。ここからは少し歴史をさかのぼって、日本の病院病床について見ていこう。新型コロナで浮かび上がったのは、これまでの日本の病床政策の欠陥だ。

確かに、日本の人口当たり病床数は先進各国の中でも多い。OECDデータ（2019年）でみると、人口千人当たりの病床数は13.1床と、先進各国の中で断トツ一位だ。ドイツは8.0床、フランス6.0床．英国2.5床、アメリカ2.8床である。

このように病床が多いために、人口当たりの医師数、看護師数は、各国と比べてそれほど変わらないのに、病院100床当たりの医師数、看護師数で比べると、日本はその人数が圧倒的に少ない。図表1-2で見るように100床当たりの日本の医師数では18.5人、アメリカの93.5人に対して5分の1と少ない。看護師数も日本では86.5人に対して、イギリスの308.5人、アメリカでは419.9人と、日本の病床当たりの看護師配置は5分の1ぐらいだ。つまり、日本では病床数が多いために、病床当たりの医師、看護師の配置数が極めて手薄である。このためコロナのような医療従事者数が必要とする医療に対応できる病院が少ないのだ（図表1-2）。

(6) 1970年代から病床を増やした日本

どうして日本は先進各国の中でも、人口当たりの病床が多く、病床当たりの職員数が少ないのだろうか？実は、今から半世紀前、1965年のころは先進各国とも日本と同じような状況だった。つまり人口当たりの病床数が多く、1床当たりの職員数が少なく、同時に平均在院日数も長いという状態だった。

理由は第二次世界大戦が終わったあと、各国では一斉に病院と病床が増えたことによる。その理由は、医療の技術革新と戦後の好景気が挙げられる。戦後におきた新

図表 1-2　医療分野についての国際比較（2017 年）

	アメリカ	イギリス	ドイツ	フランス	スウェーデン	日本
人口千人当たり総病床数	2.8[※3]	2.5	8.0	6.0	2.2	13.1
人口千人当たり急性期医療病床数	2.4[※3]	2.1	6.0	3.1	2.0	7.8
人口千人当たり臨床医師数	2.6	2.8	4.3	3.2	4.1[※3]	2.4[※3]
病床百床当たり臨床医師数	93.5[※3]	110.8	53.1	52.8	176.0[※3]	18.5[※3]
人口千人当たり臨床看護職員数	11.7[#]	7.8	12.9	10.5[#]	10.9[※3]	11.3[※3]
病床百床当たり臨床看護職員数	419.9[※3#]	308.5	161.6	175.3[#]	466.1[※3]	86.5[※3]
平均在院日数	6.1[※3]	6.9	8.9	9.9[※3]	5.7	28.2
平均在院日数（急性期）	5.5[※3]	5.9	7.5	5.6[※3]	5.5	16.2
人口一人当たり外来診察回数	4.0[※2]	5.0[※1]	9.9	6.1[※3]	2.8	12.6[※3]
女性医師割合（%）	36.1	47.6	46.6	44.5	48.0[※3]	21.0[※3]
一人当たり医療費（米ドル）	10,207	3,943	5,848	4,931	5,264	4,630
総医療費の対GDP比（%）	17.1	9.6	11.2	11.3	11.0	10.9
OECD加盟諸国間での順位	1	13	4	3	5	6
平均寿命（男）（歳）	76.1	79.5	78.7	79.6	80.8	81.1
平均寿命（女）（歳）	81.1	83.1	83.4	85.6	84.1	87.3

（出所）「OECD Health Statistics 2019」、「DECD. Stat」より作成。
注1：「※1」は 2009 年、「※2」は 2011 年、「※3」は 2016 年。　注2：「#」は実際に臨床にあたる職員に加え、研究機関等で勤務する職員を含む。
注3：一人当たり医療費（米ドル）については、購買力平価である。　注4：「病床百床当たり臨床医師数」は、臨床医師数を病床数で単純に割って 100 を掛けた数値である。　注5：「病床百床当たり臨床看護職員数」は、臨床看護職員数（アメリカ、フランスは研究機関等で勤務する職員を含む）を病床数で単純に割って 100 を掛けた数値である。

出典：厚労省「医療保障制度に関する国際関係資料」（OECD 加盟国の保健医療費の状況 2017 年）

規の医療技術や新しい治療法の開発で、病院の需要が高まる。そしてそれを戦後の好景気が後押しした。

　しかし、先進各国は 1970 年代に入って石油危機（オイルショック）による世界的な経済後退期に入る。このため、それまで順調に数を増やしていた病院だったが、このオイルショックを契機に、先進各国は病床の構造改革を迫られた。具体的には急性期病床の数を絞り込み、病床当たりの職員数を増やし、平均在院日数を減らす方向に動きだした。また、医療の技術革新もその動きに拍車をかけた。つまり、医療技術が高度化、複雑化したので、昔のような手薄な職員では、高度化した医療に対処できなくなったことが理由だ（図表 1-3）。

　こうした中で、日本だけがなぜか 1970 年代の初頭に先進各国の進んだ方向とは全く逆向きに走り出す。つまり、病床をさらに増やし始めたのだ。この理由には 2 つある。1 つは 1973 年の老人医療費無料化だ。老人医療費無料化は最初、自治体から始まった老人に対するバラマキ政策であった。結局、国もこの自治体の動きに引きずられて老人医療費の無料化を行う。この時に、国際的な基準でいえば、ナーシングホームのような施設を病院化して、多くの高齢患者の入院患者受入れに走ったのだ。そして、その増加が急激であったことから、医療法上の医師、看護師の配置基準も満たさないような病院を次々と認可し、これらの配置基準を満たさない老人病院を特例許可病床として医療法で認めたのだ。こうした特例許可老人病院が 30 万床にも増加した。こうした老人病院は、出来高払いということもあって薬漬け、検査漬けが社会問題となり、その是正のために、その後、介護力強化病院制度、療養型病床群、療養病床へと変遷してきた。これが今日の病院病床の過剰の 1 つの要因となっている。

　もう 1 つの病床増加の理由があった。こうして日本の増え続ける病床にストップをかけるために 1985 年に医療計画がスタートする。医療計画は医療法に定められた医療提供体制の基本計画のことだ。そして、医療圏ごとに基準病床数の上限値を設定し、これ以上の病床を増やすことを認めないという病床増加の上限を設けたのだ。

　ところが、この病床規制をもくろんだ医療計画が、アダになる。というのも、病床規制である医療計画が

図表 1-3　人口当たり病床数の国際比較

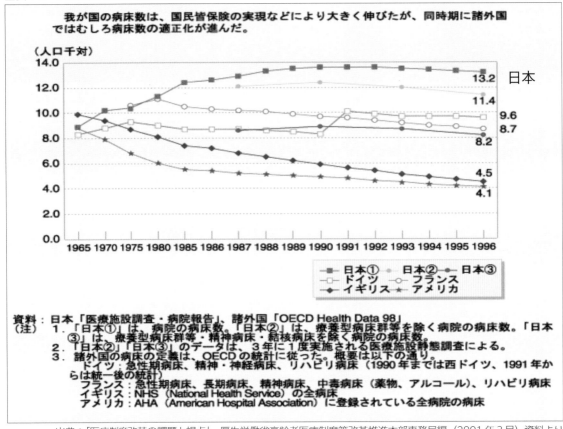

出典：「医療制度改革の課題と視点」 厚生労働省高齢者医療制度等改革推進本部事務局編（2001 年 3 月）資料より

スタートすることが発表されたと同時に、医療計画施行の前に病床を増やしてしまおうという、いわゆる「駆け込み増床」が相次いだ。このためなんと 20 万床も病床が増えてしまった。病床規制を目指した医療計画が逆に病床数を増やしてしまったという皮肉な結果になった。図表 1-4 に戦後の日本の 3 つの増床ピークを示す。第一のピークは、国民皆保険が完成した 1960 年代のピーク、2 つ目のピークは先述した特例許可病床（老人病院）のピーク、そして 3 つ目のピークは駆け込み増床ピークだ。この 3 つのピークのうち特例許可病床と駆け込み増床のピークは政策の失敗だと言われている。これが現在の日本の病床が世界的に見ても多い理由なのだ。これが今日の日本の病床過剰と病床当たりの医療従事者数の希薄さを招いた理由なのだ（図表 1-4）。

（7）遅まきながらの地域医療構想

　このように膨れ上がった病床に対して、病床を根本的に見直そうという動きが 2014 年からスタートする。具体的には日本の病床の「一般病床」と「療養病床」と

いう大括りの病床機能区分を、さらに精緻な機能区分、高度急性期、急性期、回復期、慢性期に置き換えること、そして、日本の劇的な高齢化と若年人口の減少に対応するために、病床の構造改革を行うことだ。これが「地域医療構想」と呼ばれる構造改革だ。

　地域医療構想は、2014 年 6 月に成立した「医療介護総合確保法」に基づいてスタートした。地域医療構想とは、団塊の世代すべてが後期高齢者となる 2025 年の必要病床数を推計する試みで、医療計画の一環でもある。2017 年 3 月の地域医療構想の全国集計値によると、病床数（一般病床と療養病床）は、2013 年の 134 万床から、2025 年には 119.8 万床へと約 15.6 万床も減少する予測であることが判った。また、それぞれの病床区分で見ると、2025 年には高度急性期病床は 19.1 万床が 13 万床へ、急性期病床は 58.1 万床が 40 万床に絞り込まれ、一方、回復期病床は 11.0 万床が 37.6 万床に拡大されるという予測である。つまり若年者が減り、急性期のニーズが減り、高齢者が増えて回復期のニーズが増えるという予測である（図表 1-5）。

図表 1-4　日本の増床三つのピーク

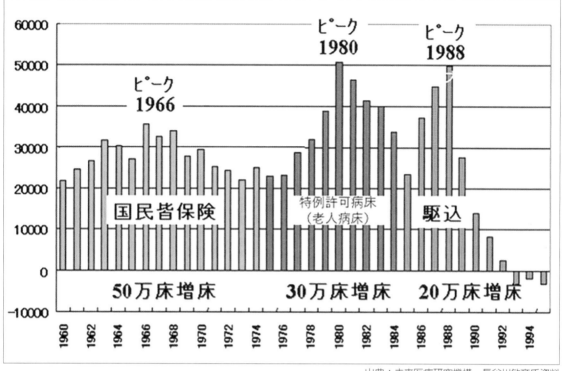

出典：未来医療研究機構、長谷川敏彦氏資料

図表 1-5　地域医療構想

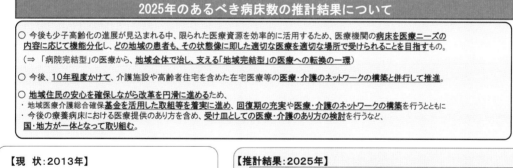

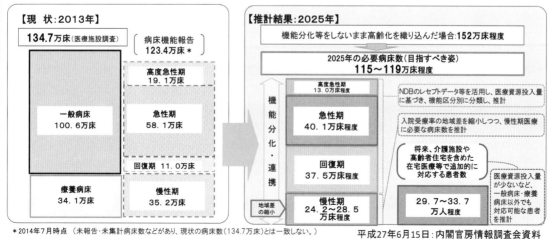

また、こうした病床の構造転換を地域ごとに行うために、地域医療構想調整会議が二次医療圏単位で設けられて、こうしたデータに基づく地域の病床再編・統合、つまり病床を集約して、病床当たりの職員数を増やす議論が期待された。しかし、地域医療構想調整会議ではこうした議論は全く進まず、業を煮やした厚労省は、公立・公的病院からこうした地域の病床の再編・統合の議論を先行させることとした。

（8）公立・公的病院再編・統合の424病院リスト

こうした公立・公的病院の再編・統合のために、2019年9月に公表されたのが公立・公的病院の地域再編・統合のための424病院リストの実名公表だ。再編・統合の基準としては、以下の2つの項目で行った。

（A）診療実績がとくに少ない公立・公的病院等

がん、心疾患、脳卒中、救急、小児、周産期、災害、へき地、研修・派遣機能の9領域すべてで、地域における診療実績が下位3分の1の病院
（B）類似の機能を持つ病院が近接している公立・公的病院

自動車で20分以内の距離に、がん、心疾患、脳卒中、救急、小児、周産期の6領域すべてで、「診療実績が類似する病院」がある病院。

この424病院リストの公表されたとたん、実名で名指しされた病院や地域の首長から大きな反発を招く。とくに、公立・公的病院の所在する自治体の首長にとっては、任期中に病院がなくなれば、次の選挙があぶないからだ。

そしてさらに悪いことに、2020年1月に424病院の厚労省のデータ入力ミスが発覚する。このためすでに公表した424病院リストから7病院を外し、20施設を新たに加えてリストは440病院となった。さらに、これに加えて2020年2月から新型コロナの感染拡大が追い打ちをかけた。

424病院リストの中には感染症指定病院が24病院も含まれていて、これらの病院では新型コロナを受け入れに重要な役割を果たしていたからだ。そもそも424病院の抽出条件の中に感染症が含まれていなかったのがその原因だ。このため424病院リストの見直しが課題となり、現在、公立・公的病院の再編・統合は、頓挫している。

（9）新型コロナで見直す医療計画

新型コロナの感染拡大を受けて、2020年11月19日の「医療計画の見直し等に関する検討会」（以下、見直し検討会）で、「新興感染症等の感染拡大時における医療」を、次期の第8次医療計画（2024年度〜2029年度)の6番目の事業として位置付けることが決まった。

これまで医療計画には5疾病5事業の重点疾病、重点事業が定められている。5疾病とは、がん、脳卒中、心血管疾患、糖尿病、精神疾患で、5事業とは救急医療、災害医療、へき地医療、周産期医療、小児医療である。しかし、これまで新型コロナに代表される新興・再興感染症対策が明記されていなかった。まさに医療計画の盲点だったと言える。

これを医療計画の第6番目の事業に加えたことは正解だ。ただし、そのスタートが2024年の第8次医療計画というのはいささか遅すぎないだろうか？　新型コロナは現在も進行中だ。ワクチン接種が始まったとしても、すぐには収束に結び付かない。また、第4波、第5波が襲うかもしれない。このため2024年スタートの次期医療計画まで待つのは遅きに失している。

さて、2021年の新年度は、2018年から2023年まで6年間続く第7次の医療計画の後半3年間が始まる年だ。たしかに、新興感染症対策を6事業目に加えるには医療法改正が必要だ。このため2021年度から医療計画の中で事業化することは時間的にも無理がある。しかし、法改正を伴わなくとも通知等で、2021年度から5事業に並立した形で新興感染症対策を記載することはできる。そうすれば、現在、新型コロナで行っている重点医療機関、協力医療機関、宿泊療養施設などの医療機関整備の指針や、即応病床、準備病床などの病床計画、各種施設設備・衛生材料整備、人材派遣計画などを医療計画に基づいて実施することができる。

また、医療計画に基づく地域医療構想においても、医療計画の明確な指針のもとに、新型コロナに関する地域の病床計画や人材派遣計画を地域医療構想調整会議の場で議論することができる。さらに、頓挫中の公立・公的病院再編統合計画も新型コロナで、医療計画のもと再度見直しを行うことができる。このように2024年から予定されている新型コロナの医療計画への記載を、2021年度から前倒しで位置付けてはどうかと考える。

新型コロナは、日本の医療提供体制の弱点を一気に明るみに出した。これまで先延ばしにしていた医療提供体制の構造改革の遅れが、目に見える形で噴出したといえる。また、感染症に対する備えの視点が全く欠けていた。日本の病床の欠陥は、病床は多いが、病床当たりの医療従事者数が諸外国に比べて極めて希薄で

あることだ。これが新型コロナ危機に対応できなかったことの根本原因だ。先進各国はすでに 1970 年～ 90 年代にかけて、急性期病床の絞込みと病床当たりの医療従事者数の増加という構造改革を行っていた。この間、日本では半世紀にわたってこうした病床改革を怠っていた。ここに新型コロナが覆いかぶさり、病床は多いのにコロナ病床が逼迫するという事態を招いた。

　こうした新型コロナの教訓を活かして、地域医療構想を通じた地域の病床の再編・統合や、病床ダウンサイジングと、病床当たりの医療従事者数の増加という病床構造改革を改めて断行すべきと考える。

■参考文献

- 厚生労働省．第 27 回地域医療構想ワーキンググループ資料，2020 年 10 月 21 日．
- 厚労省．「医療保障制度に関する国際関係資料」（OECD 加盟国の保健医療費の状況 2017 年）．
- 厚生労働省高齢者医療制度等改革推進本部事務局編．「医療制度改革の課題と視点」ぎょうせい，2001 年 3 月．
- 未来医療研究機構．長谷川敏彦氏資料「日本の増床 3 つのピーク」．
- 内閣官房情報調査会資料「2025 年のあるべき病床数の推計結果について」2015 年 6 月 15 日．

3．新型コロナと医療計画の見直し

　2020 年 11 月 19 日の「医療計画の見直し等に関する検討会」（座長：遠藤久夫・学習院大学経済学部教授、以下、見直し検討会）で、次期の第 8 次医療計画（2024 年度～ 2029 年度）から、新型コロナ感染症に関連した「新興感染症等の感染拡大時における医療」を、医療計画の「6 事業」として位置付けることが決まった。2020 年 10 月 1 日以来、半年ぶりに再開された見直し検討会のテーマ「新型コロナウイルス感染症を踏まえた医療提供体制について」について見ていこう。

（1）医療計画見直し検討会の課題

　見直しの検討会の目的は、都道府県が策定する医療計画の国として基本指針の策定に関する審議を行うことだ。このため見直し検討会は、その時々で突発する大災害や感染パンデミックなどで検討内容が大きく影響を受ける。

　現在の 7 次医療計画の前の第 6 次医療計画は、2013 年からスタートした。この第 6 次医療計画の基本指針を審議する医療計画見直し検討会は、2010 年 12 月からスタートし、著者が座長を務めた。しかし、翌年 2011 年 3 月 11 日の東日本大震災の発災により、見直し検討会をはじめ、厚労省の審議はすべてストップした。5 月連休明けからようやく再開された見直し検討会では、まず医療計画における「災害医療」に関する検討からスタートしたことを覚えている。

　今回は、見直し検討会の最大テーマはなんといっても新型コロナウイルス感染症である。2020 年 10 月 1 日に開催されたこの見直し検討会では、新型コロナ感染症に関して以下の 3 つの課題が示された。①医療計画における課題、②地域医療構想における課題、③外来医療計画における課題である。

（2）新型コロナと医療計画の課題

　まず、①の新型コロナと医療計画における課題について見ていこう。新型コロナの感染拡大に伴って、感染症指定医療機関が有する感染症病床以外に、新型コロナ患者を受け入れる重点医療機関が各地で立ち上がっている。著者が勤務する衣笠病院がある神奈川県でも、2021 年 3 月 27 日、神奈川県庁に神奈川県内の主要首長や県医師会などのメンバーが集まり、重点医療機関に関する対策会議を開いた。これ以降、県内で重点医療機関の整備が進み、現在 18 病院が稼働している。

　事例をみていこう。今年 5 月から重点医療機関となった神奈川県大磯町にある東海大学医学部付属大磯病院では、中等症の新型コロナ患者を受け入れる重点医療機関として、新たに感染症専用病棟を立ち上げた。1 病棟を感染症専用（30 床）に改修し、陰圧室や防護服着脱用の前室、病室内で使用できるポータブルレントゲンなどの設備や機材を整えた。同時に、地域包括ケア病棟の患者に他の病棟や病院に移動してもらい、一時的に休棟して感染症病棟担当の医療スタッフを確保した。

　同病院の新型コロナ対策本部長を務める島田恵副院長は、感染症病棟の立ち上げに当たっては、「（県内の）伊勢原市にある東海大学医学部付属病院の協力を得て、病棟のゾーニングや患者さんの院内の搬送ルートなどを決定。付属病院でも当院の患者の診療内容がすぐに確認できるようオンラインでつなぎ、重症化した患者の付属病院への転院や、逆に安定した患者の当院への受け入れなど、協力体制を強化した」と述べている。

（3）感染症法に基づく予防計画

　このように医療計画では、感染症に関して都道府県

図表1-6 感染症法に基づく予防計画について

○ 都道府県は、感染症法第10条に基づき、国が定める感染症の予防の総合的な推進を図るための基本的な指針（基本指針）に則して、感染症の予防のための施策の実施に関する計画（予防計画）を定めることとされている。

【感染症法第9条第1項】
厚生労働大臣は基本指針を定めなければならない。

【感染症法第10条第1項】
都道府県は、基本指針に則して、予防計画を定めなければならない。

基本指針【告示】

○ 基本指針は、次に掲げる事項について定めることとされている。
（感染症法第9条第2項）

（基本指針で定める事項（※））

1 感染症の予防の推進の基本的な方向
2 感染症の発生の予防のための施策に関する事項
3 感染症のまん延の防止のための施策に関する事項
4 感染症にかかる医療を提供する体制の確保に関する事項
5 感染症及び病原体等に関する調査及び研究に関する事項
6 感染症にかかる医療のための医薬品の研究開発の推進に関する事項
7 病原体等の検査の実施体制及び検査能力の向上に関する事項
8 感染症の予防に関する人材の養成に関する事項
9 感染症に関する啓発及び知識の普及並びに感染症の患者等の人権の尊重に関する事項
10 特定病原体等を適正に取り扱う体制の確保に関する事項
11 緊急時における感染症の発生の予防及びまん延の防止並びに医療の提供のための施策（国と地方公共団体及び地方公共団体相互間の連絡体制の確保を含む。）に関する事項
12 その他感染症の予防の推進に関する重要事項

※ 基本指針で定める事項のうち1〜11の事項については、指針の中で、予防計画を策定する際の留意点が示されている。

○ 基本指針は、施行後の状況変化等に的確に対応する必要があること等から、少なくとも5年ごとに再検討を加え、必要があると認めるときは変更する。

予防計画

○ 予防計画は、次に掲げる事項について定めることとされている。
（感染症法第10条第2項）

（予防計画で定める事項）

1 地域の実情に即した感染症の発生の予防及びまん延の防止のための施策に関する事項
【規定が望ましい事項（基本指針より抜粋）】
・感染症発生動向調査のための体制の構築に関する事項
・都道府県等における保健所及び地方衛生研究所の役割分担及び両者の連携に関する事項
・対人措置及び対物措置を実施する際の留意点や関係各機関の連携に関する事項
・積極的疫学調査のための体制の構築に関する事項
・新感染症の発生の対応に関する事項 等

2 地域における感染症に係る医療を提供する体制の確保に関する事項
【規定が望ましい事項（基本指針より抜粋）】
・第一種、第二種感染症指定医療機関の整備目標に関する事項
・感染症の患者の移送体制に関する事項
・医薬品の備蓄又は確保に関する事項
・平時及び患者発生後の対応時における一般の医療機関における感染症の患者に対する医療の提供に関する事項 等

3 緊急時における感染症の発生の予防及びまん延の防止並びに医療の提供のための施策（国との連携及び地方公共団体相互間の連絡体制の確保を含む。）に関する事項
【規定が望ましい事項（基本指針より抜粋）】
・感染症のまん延を防止するため必要な情報の収集、分析及び公表に関する事項
・緊急時における初動措置の実施体制の確立に関する事項 等

○ 予防計画は、基本指針が変更された場合には再検討を加え、必要があると認めるときは変更する。（都道府県が予防計画の実施状況に関する調査、分析及び評価を行い、必要があると認めるときも同様。）

出典：第21回医療計画の見直し等に関する検討会資料（2020年10月1日）

レベルすなわち3次医療圏のレベルで対策を実施することになっている。この感染症に関する医療計画は、法的には感染症法に基づいて決定されている。感染症法では、具体的には、厚生労働大臣が対策の「基本方針」を示し、各都道府県がこれを踏まえて「予防計画」を作成する。この都道府県の「予防計画」には、地域における感染症医療提供体制の整備目標、一般医療機関における感染症患者に対する医療提供など、感染症の発生予防・蔓延防止・医療提供のための検査体制や人材養成施策を盛り込むことになっている（図表1-6）。

見直し検討会や関連の審議会では、こうした感染症法の対応について、今回の新型コロナ感染拡大による感染症指定医療機関、重点医療機関、協力機関の病床整備とその利用の状況や、PCR検査体制、医療機関間の連携体制や人材養成体制について検証する。

実際に今回の新型コロナ感染拡大により、一般病床にも多数の感染患者を受け入れたこと、ホテルなどを宿泊療養施設としたこと、PCR検査体制の目詰まりなど想定外の事態も起きている。こうした観点から現状を検証し、国としての新興・再興感染症対策の基本指針をまとめることになる。

（4）医療計画の6事業に「新興再興感染症」を加える

これを受けて2020年10月28日の厚生科学審議会感染症部会では、医療計画との関係で、以下のような提案が行われた。医療計画の記載事項に「新興感染症等の感染拡大時における医療」を追加する。そして、医療法に基づく「基本方針」と感染症法に基づく「基本指針」と整合性を図り、医療計画においても必要な内容が記載されるよう見直しを行うこととした。

具体的には図表1-7のように、感染拡大時の取り組みとして、一般病床等での感染症患者の受け入れの確保や、臨時の増床、臨時の医療施設や宿泊療養施設の開設などの医療提供体制について、医療計画にも記載することになった。

こうした検討を受けて、冒頭に述べたように11月19日の見直し検討会において、第8次医療計画より、医療計画の5疾病、5事業の6事業目に新興再興感染症を追加することになった。

さて、これまで医療計画には5疾病5事業の重点疾病、

図表 1-7　新興感染症等の感染拡大時における医療提供体制の確保について

2. 対応の方向性

○　新興感染症等の感染拡大時は、医療計画により整備される一般の医療連携体制にも大きな影響を及ぼす中、医療機関や行政など地域の幅広い関係者により必要な対応が機動的に講じられるよう、本部会の議論も踏まえ、社会保障審議会医療部会においても必要な取組について議論を進めるよう求めることとしてはどうか。
　　具体的には、医療計画の記載事項に「新興感染症等の感染拡大時 ※ における医療」を追加した上で、医療法に基づく「基本方針」等について、感染症法に基づく「基本指針」と整合性を図りつつ、医療計画においても必要な内容が記載されるよう見直しを行うこと等が考えられるのではないか。

　※　国民の生命・健康に重大な影響を与えるおそれがある感染症（感染症法上の新型インフルエンザ等感染症、指定感染症、新感染症など）の全国的なまん延等であって、医療提供体制に重大な影響が及ぶ事態。

＜想定される記載事項（イメージ）＞

【平時からの取組】
・感染症指定医療機関（感染症病床）等の整備
・医療機関における感染防護具等の備蓄
・感染管理の専門人材の育成（ICN等）
・院内感染対策の徹底
・医療機関におけるPCR検査等病原体検査の体制の整備　　　　　　　　　　　　　　　　　　　　　など

【感染拡大時の取組】
・一般病床等での感染症患者の受入れ体制の確保
　（感染拡大時の受入候補医療機関、救急医療など一般の医療連携体制への影響にも配慮した受入体制に係る協議の実施など）
・臨時の増床、臨時の医療施設や宿泊療養施設の開設
・感染拡大時の人材確保の取組
　（病院内の重点配置や病院間の派遣など）　　　　　　　　　など

　※　医療計画は、医療連携体制構築に向けた施策・目標を定め、体制整備を図ることを目的とした計画。有事の際の業務方法等を詳細に定める計画（業務計画・行動計画）とは性質を異にすることに留意。

○　また、今般の新型コロナウイルス感染症対策は、新型インフルエンザ等対策特別措置法に基づく基本的対処方針に従って進めているところ、当面は感染拡大防止等の取組を進めつつ、事態が収束した段階で、対策の評価と併せて、感染症法に基づく「基本指針」等の見直しについて検討を行うことが考えられるのではないか。

出典：第49回厚生科学審議会感染症部会資料（2020年10月28日）

重点事業が定められている。5疾病とは、がん、脳卒中、心血管疾患、糖尿病、精神疾患で、5事業とは救急医療、災害医療、へき地医療、周産期医療、小児医療である。しかし、この中で新型コロナに代表される新興・再興感染症対策は明記されていない。そこで、日本医師会をはじめとした医療界からは「医療計画の5疾病5事業に新興・再興感染症対策を加え、5疾病6事業などとすべきではないか」との指摘していた。

　医療計画に重点事業として感染症対策が記載されることで、地域で「どの医療機関が新興感染症対策を牽引していくのか」などが明確になり、より効果的・効率的な感染症対応が可能になると期待されている。こうした議論を受けて、見直し検討会では、次期の第8次医療計画から6事業目として「新興感染症等の感染拡大時における医療」への対応を、医療計画の事業に追加することとなった。

　当日の見直し検討会で厚労省が示した論点は以下のとおりである。「広く一般の医療連携体制にも大きな影響が及ぶ『新興感染症等の感染拡大時における医療』について、医療計画のいわゆる5事業に追加し、6事業とする」、「1～5類感染症は『広く一般の医療連携体

制に大きな影響が及ぶ新興感染症等とは状況が異なる』として対象としない」、「感染症部会における感染症法に基づく『基本指針』等の見直しと整合性を確保し、次の第8次医療計画（2024年度～2029年度）から計画策定作業を進める」、「計画に当たって、圏域は従来の2次医療圏にこだわらず、患者の移動状況や地域の医療資源等の実情に応じて弾力的に設定する」、「2023年度から始まる都道府県での策定作業に間に合うように、詳細の検討や医療法改正を進めていく」。

（5）減少する感染症病床

　一方、医療計画の中で感染症病床の基準病床の考え方にも再考が必要だ。感染症病床は、これまで減少の一途をたどり2018年現在で全国に1,882床しかない。これは全病床の0.1%にしか過ぎない（図表1-8）。

　というのも、医療計画では感染症病床の基準病床数は、各都道府県の感染症指定病院の感染症病床の合算値としていて、現状を追認するにとどまっていたからだ。こうした感染症病床の基準病床の考え方も再考する必要がある。そして、前述したように感染拡大時の取り組みについても指針を打ち出すべきである。今後は感

図表 1-8　感染症病床はこれまで削減され続けてきた

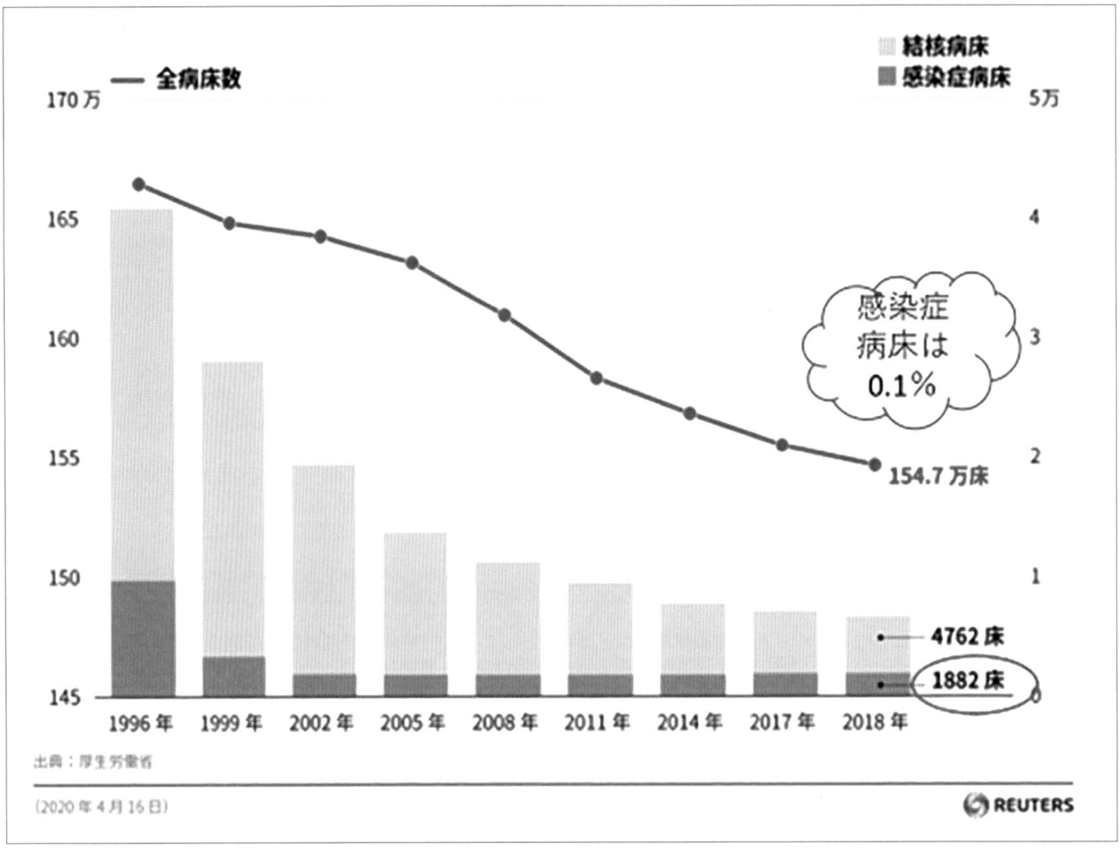

出典：ロイター通信報道（2020 年 4 月 16 日）

染シナリオに応じて、感染症拡大のステージ別、重症度別に必要病床数の想定を計画に盛り込む必要があるだろう。その病床数も即時受け入れが可能な即応病床、一定の準備期間で受け入れが可能となる準備病床、また、患者の重症度に応じて、重点医療機関、協力医療機関、宿泊療養施設などの区分にそったきめ細かい病床計画が必要となる。図表 1-9 に感染ステージごとの病床数の推移のイメージをしめした。

（6）新型コロナと地域医療構想

次に、②地域医療構想における課題について見ていこう。

地域医療構想との関連では、現在進行している公立・公的病院再編・統合の 440 病院リストとの関係が気になるところだ。とくに、全国の感染症病床の 9 割は公立・公的病院によって占められている。実際に 440 病院の内、24 病院が感染症指定病院だ。実際に経営主体別に新型コロナ患者の受け入れを見たところ、公的病院（日赤、済生会、厚生連など）が 519 病院（69%）、公立

病院（自治体病院など）が 367 病院（53%）、民間病院が 380 病院（14%）と、公的病院の新型コロナ患者の受け入れ実績が最も多かった（図表 1-1 参照）。

こうしたことから、公立・公的病院 440 リストの具体的対応方針の再検証について、厚労省は 2020 年 8 月 31 日付で、再編統合を伴う場合の期限も含めて「改めて整理する」との通知を出した。これにより 440 病院の再検証は事実上延期となった。

さらに、各地の地域医療構想調整会議においても新興・再興感染症については、これまで一部の都道府県では議論されてきたが、多くの都道府県では議論されてこなかった。このためこうした議論も、医療計画と連動して地域医療構想の中で行うことが必要となるだろう。地域医療構想の論点としては、「感染拡大時の受け入れ体制の確保」、「公的・公立医療機関等に対する具体的対応方針の再検証」、「今後の人口構造の変化を踏まえての議論の工程や取り組み」が挙げられている。

（7）新型コロナと外来医療計画

図表 1-9　新たな患者推計を踏まえた医療体制整備のイメージ

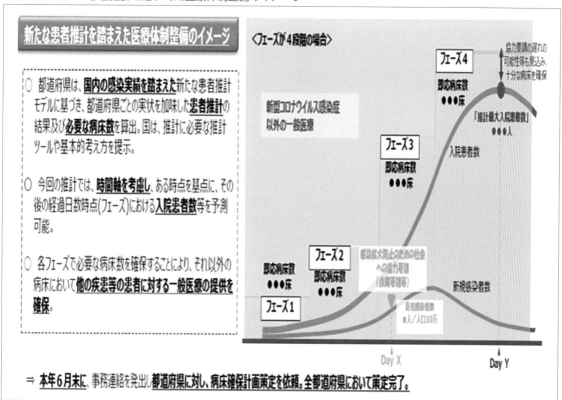

出典：厚労省．今後を見据えた新型コロナウイルス感染症の医療提供体制整備資料（2020 年 6 月 19 日）

図表 1-10　1 日平均病院外来患者数の推移

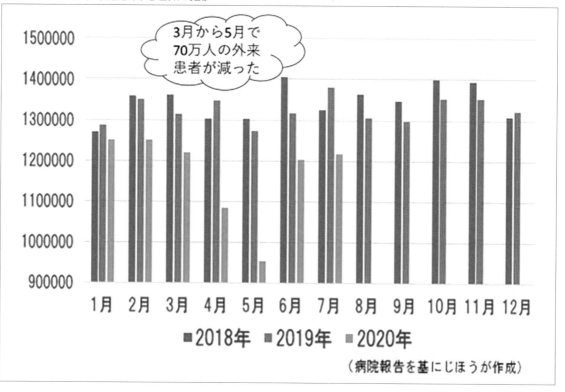

③の外来医療計画における課題について見ていこう。今回の新型コロナの感染拡大により、病院外来、診療所外来も大きな影響を受けた。感染不安から外来患者数が激減した。病院報告によれば、2020年3月、4月、5月の病院外来だけを見ても前年度よりも70万人も患者数が減っている（図表1-10）。

一方、外来需要の減少については、すでにコロナ以前から減っている。とくに、人口減少が始まっている地方の多くでは、2015年にはすでに外来需要がピークアウトしている。

また、外来を担う医師数の地域偏在も甚だしい。医師は都市部に偏在する。こうした外来の医師偏在に対して、厚生労働省は2019年3月に「医師確保計画策定ガイドライン」と、「外来医療に係る医療提供体制の確保に関するガイドライン」などの一連の外来医療計画の策定を都道府県に指示した。その中で、外来医療の偏在・不足を2次医療圏単位で可視化した「外来医師偏在指標」を定めた。この2次医療圏別の外来医師偏在指標によると、外来医師多数地域のトップ2次医療圏は東京都区中央部医療圏（千代田、中央、港、文京、台東）で指標は192.3、最下位の福島県相双医療圏では48.1で、その格差は約4倍に達する。

一方、「外来医療の機能分化」に関する議論も活発化している。この議論の口火を切ったのは2019年9月からスタートした全世代型社会保障検討会議である。同検討会議では、75歳以上の2割自己負担、200床以上一般病院外来への紹介状なしの患者の定額負担、外来医療の機能分化が取り上げられている。

2020年11月19日の社会保障審議会医療保険部会では、大病院受診時の定額負担の拡大では、対象病院を200床以上に拡大すると共に、患者負担額の増額と増額分については、公的医療保険の負担軽減も行うことが課題として取り上げられた。具体的には、厚労省は診療報酬の初・再診料相当額を控除し、定額負担はそれと同額以上に増額する考え方を提案した。初診料では2,000円を控除し、定額負担は2,000円以上増額、現行の5,000円以上から7,000円以上となる見込みだ。この案をめぐっては議論百出の状態となっている。

機能分化では「医療資源を重点的に活用する外来」と、その他の外来に分けて議論が進んでいる。医療資源を重点的に活用する外来としては、①入院手術前後の外来、例えば、がんの手術で入院後の化学療法の外来、②高額な医療機器を要する外来、例えば、日帰り手術や放射線療法の外来、③専門医を必要とする専門外来などが相当する。

こうした中で新型コロナによる大規模な受診控えやオンライン診療の増加、発熱外来の設置など、患者受診行動の変化や発熱外来など新たな外来設備の変化が発生した。

このため新型コロナによる外来の変化は、外来医療の機能分化の議論にも大きな影響を与えることになるだろう。

新型コロナ感染拡大と医療提供体制について振り返ってみた。新型コロナの感染拡大は新型コロナ感染患者ばかりでなく、一般医療の提供体制や連携体制にも大きな影響をもたらした。この結果、次期第8次医療計画から6事業目としての「新興感染症等の感染拡大時における医療」が取り入れられることが決まった。また、新型コロナの感染拡大は外来医療にも大きな影響を与えた。新型コロナを契機に入院機能と外来機能の2つの機能分化の議論が一体的に進むことを期待したい。

■参考文献

・厚労省医政局．第21回医療計画の見直し等に関する検討会資料（2020年10月1日）．
・第49回厚生科学審議会感染症部会資料（2020年10月28日）．
・ロイター通信報道（2020年4月16日）．
・厚労省．今後を見据えた新型コロナウイルス感染症の医療提供体制整備資料（2020年6月19日）．
・厚労省．第27回地域医療構想ワーキンググループ資料（2020年10月21日）．

4．新型コロナと地域医療連携トピックス

新型コロナの感染拡大は、地域連携にも大きな影響を与えた。まず、地域連携による医療機関間の患者の転院が地域に感染を拡大した。一方、感染拡大への対応として、地域連携を通じて行う地域感染対策ネットワークの仕組みも稼働している。さらに、最近では新型コロナの重点医療機関の立ち上げも盛んだ。この重点医療機関の立ち上げにも地域の連携が欠かせない。そして、地域医療連携推進法人でコロナ対策にあたる事例も現れている。さらに、新型コロナを契機に地域におけるICTによる患者情報共有ネットワークが改めて見直されている。ここでは、新型コロナと地域連携に関する話題を取り上げる。

（1）地域連携による新型コロナの感染拡大

　医療機関間の患者転院が新型コロナを地域に拡大した。2020年4月、北海道内の新型コロナウイルス感染例（473例）の詳細な分析から、患者拡大の要因の1つに転院による患者移動が挙げられた。

　例えば、札幌呼吸器科病院（札幌市白石区）では44人、北海道がんセンター（同区）では43人の感染がわかっている。この患者について病院間の移動を調べたところ、これらの病院から他の病院への患者の転院の実態が図表1-11のように明らかになった。患者の転院が地域における感染拡大に繋がっている可能性が指摘された。

図表1-11　病院における感染拡大の構図
北海道や札幌市などの発表をもとに作製

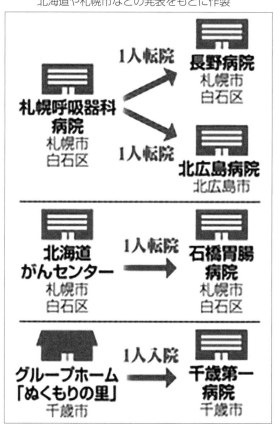

出典：朝日新聞デジタル（2020年4月22日）

　このように、患者の転院が地域で感染拡大を引き起こすことが明らかになってきた。まさに地域連携による感染拡大が起きた例だ。

（2）地域感染対策ネットワーク

　こうした地域連携を感染防止に役立てる仕組みである地域感染対策ネットワークづくりもある。次に地域ぐるみで行う感染防止対策を見ていこう。現在、日本の多くの病院では、医師、看護師、薬剤師、検査技師等からなる感染対策の専門チーム（ICT：Infection Control Team）が設置され、そのチームを中心に、情報収集やマニュアル作り、職員教育・指導など、院内感染対策に向けた取り組みが進められている。

　さらに、これら医療機関のチームは、地域ごとに集まって感染対策ネットワークを形成し、定期的に合同カンファレンスを開くなど、連携しながら地域全体の感染対策に取り組んでいる。そのなかでも、地域の基幹病院など、とくに体制の充実している医療機関は、他の医療機関からの感染に関する相談に応じたり、地域の医療機関や介護施設などに出向いて感染対策の講演・指導を行ったりと、地域の感染対策における中心的な役割を担っている。

　こうした地域感染対策ネットワークの取り組みは、「感染防止対策加算」という形で、診療報酬でも評価されている。

　具体的には2012年の診療報酬改定で、従来の病院内での感染防止対策加算が以下のように改定された。まず、それまでの感染防止対策加算を、感染防止対策加算1（以下、加算1）と感染防止対策加算2（以下、加算2）の2つに分けた。加算1は300床以上で感染対策チーム（ICT）を有する病院で、加算2は主に300床未満の病院で、従来の感染防止対策加算の要件をやや緩和した。つぎに、加算1は400点と大幅増点した。

　そしてICTをもつ加算1の300床以上の大病院と加算2の300床以下の中小病院の連携を評価した。具体的には加算1、2の医療機関の合同カンファレンスや、加算1の医療機関が加算2の医療機関の相談受け入れを行うこととした。そして、加算1の大規模病院同士が相互に訪問して、感染症対策の相互チェックをすれば、「感染防止地域連携加算（100点）」で評価することとした（図表1-12）。

　事例を見ていこう。愛知県安城市の安城更生病院（749床）では、感染防止対策加算1を取得している。同病院の感染制御部／感染管理認定看護師の稲富里絵氏は、地元の中日新聞の取材に対して2020年7月に以下のように述べている。「当院は、感染防止対策加算1を算定する病院として、地域の感染対策の中心的役割を担っている。そのなかでも、目下最大の課題は新型コロナウイルス対策だ」、「当院では感染制御部が中心になって、第2波を見据えたマニュアルの整備や備蓄を継続している」。また、「西三河南部地域の病院と合同カン

図表 1-12　中小規模の医療機関における院内感染対策の体制および医療機関関連携（概要）

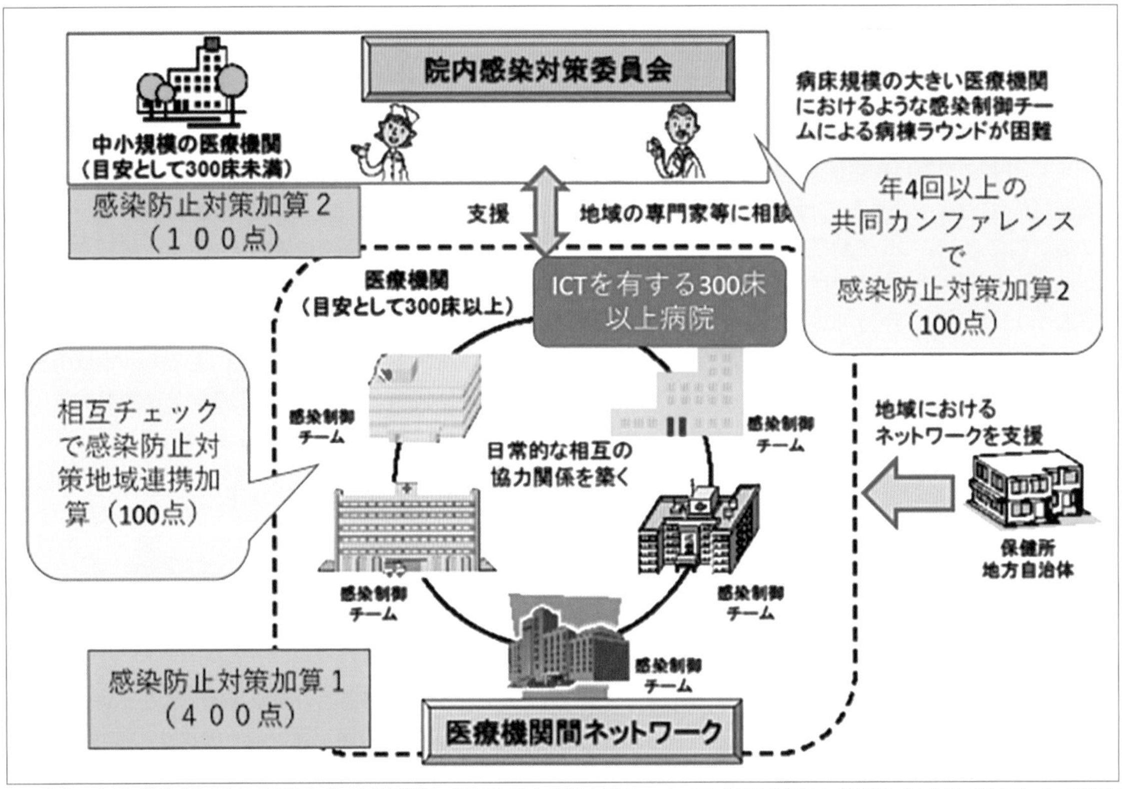

出典：厚生労働省医政局指導課「医療機関等における院内感染対策について」改正の要点（2011年6月17日）から改変

ファレンスを開催し、情報やノウハウの共有も進めている。院内の患者さんはもちろんのこと、当院の感染対策では『職員を感染させないこと』が非常に重要だ。職員が感染し診療体制が崩れれば、『命を救う』という当院の責務を果たせなくなってしまうからだ」。

　こうした感染防止対策加算1の病院の活動が、地域における新型コロナ対策には欠かせない。

（3）新型コロナ重点医療機関の立ち上げと地域連携

　新型コロナの重点医療機関が、各地で立ち上がっている。この立ち上げにも地域の連携が欠かせない。前項でも紹介した神奈川県大磯町にある東海大学医学部付属大磯病院では、2020年5月から、神奈川県の中等症の新型コロナ患者を受け入れる重点医療機関として、新たに感染症専用病床を立ち上げた。その立ち上げに当たっては地域との連携が重要だった。

　東海大学の学内新聞の報道によると、大磯病院が県の依頼を受けて「帰国者・接触者外来」を開始したのは2020年2月だった。以後、総合内科と呼吸器内科を中心に、全診療科の医師が交代で診察や検体の採取に当たってきた。さらに、県の重点医療機関として中

等症の新型コロナ陽性患者を受け入れるため、1病棟を感染症専用（30床）に改修した。そして、陰圧室や防護服着脱用の前室、病室内で使用できるポータブルレントゲンなどの設備や機材を整えた。同時に、地域包括ケア病棟の患者に他の病棟や病院に移動してもらい、一時的に休床して感染症病棟担当の医療スタッフを確保した。

　同病院の新型コロナ対策本部長を務める島田恵副院長（医学部教授）は、感染症病棟の立ち上げに当たっては、「伊勢原市にある東海大学医学部付属病院の協力を得て、病棟のゾーニングや患者さんの院内の搬送ルートなどを決定した。付属病院でも当院の患者の診療内容がすぐに確認できるようオンラインでつなぎ、重症化した患者の付属病院への転院や、逆に安定した患者の当院への受け入れなど、協力体制を強化した」と述べている。感染症病棟には経験豊富な看護師を配置。開床前には医師と看護師が、第二種感染症指定医療機関である平塚市民病院を視察して実務のノウハウを学んだ。

　「2020年5月8日に初の患者さんが入院したときは、本当に緊張しました」と、病棟責任者の中山和美主任

看護師は語る。「感染症病棟では、患者さんのケアから心電図の計測、病棟内の清掃、配膳、書類の整理まで、すべてを看護師が担当しなければなりません。病棟内のものを外に持ち出さないように気をつけ、帰宅前にはシャワーを浴びるなど、感染対策を徹底しています」。7月27日までに受け入れた患者は25人。現在も3人が入院中だ。

島田副院長は、「付属病院をはじめ、県の機関や大磯町消防本部、近隣病院などと連携し、職員が一丸となって乗りきってきました。スタッフも多様な状況に対応できるようになっています。感染第2波の到来が懸念されていますが、今後も地域と連携し、新型コロナに立ち向かっていきたい」と話している。新型コロナの重点医療機関の立ち上げにも地域連携が欠かせない。

（4）地域医療連携推進法人と新型コロナ患者受け入れ

地域医療連携推進法人で、新型コロナに立ち向かった例も出てきた。2018年12月、全国7番目、千葉県では初めての地域医療連携推進法人「房総メディカルアライアンス」が誕生した。

地域医療連携推進法人とは、地域における異なる経営主体の医療機関などがお互いに機能分担や業務の連携を推進することを目的とする法人だ。法人は一般社団法人で都道府県知事が認定する。今や人口減少に直面して、1つの医療機関だけでは機能の維持ができなくなった地方では欠かせない医療機関の生き残り手法として注目を集めている。現在では地方を中心に26法人が誕生している。

房総メディカルアライアンスは、千葉県館山市の安房地域医療センターを経営する社会福祉法人「太陽会」（亀田信介理事長）と、富山（とみやま）国保病院（50床）を運営する南房総市とが連名で県に申請し、2018年12月に「地域医療連携推進法人」としてスタートした。法人の理事長は、太陽会の亀田信介理事長である。亀田信介理事長は千葉県鴨川市の亀田メディカルセンター（亀田総合病院917床などを含む）の院長を長く勤めていた。

新型コロナに対応した活動としては、すでに亀田メディカルセンターでは、2020年1月に武漢から政府チャーター機の第1便で帰国し、勝浦三日月ホテルに収容隔離された170名あまりの人々の健康チェック、感染管理対策、PCR陽性者の隔離入院といった初期対応を行っていた。

その後は感染拡大に対応するため、2020年3月31日に安房地域の主な病院の代表、医師会の代表、3市の市長をはじめとした行政の代表、保健所長、更に亀田メディカルセンターの感染症専門家等が集まり、それぞれの役割を明確にするための話し合いが行われた。この中で、地域医療連携推進法人「房総メディカルアライアンス」の一員である富山国保病院（50床）がコロナ専門病院となることも話し合われた。

富山国保病院の受け入れる患者は、軽症者または無症状の回復期にある患者でPCR検査による陰転化が確認できない患者となり、同病院の24床を充て、医師3人、看護師24人などが治療に当たることになった。新型コロナ患者の受け入れに当たっては院内感染を防ぐため、富山国保病院の22人の入院患者については一時的に転院させ、外来受診については、電話による再診や他病院、診療所等への紹介などを行った。

このように新型コロナのような突発的な事態に地域で対応した地域医療連携推進法人の初めてのケースとなった。

（5）患者情報共有ネットワークと新型コロナ

愛知県の35市町が、在宅での医療や介護福祉サービスを提供するための情報共有を目的とした広域連携協定書を2020年4月に締結した。地域情報共有ネットワークの情報プラットフォームは、日本で最初にインターネットの接続サービスを開始したインターネットイニシアテイブ（IIJ）が2017年4月に商用化した「IIJ電子＠連絡帳サービス」を利用している。2020年10月には、さらに、11行政が参加し、県内で電子＠連絡帳を利用する全46行政が広域連携協定を締結する予定だ。以下、デジタルクロスのインターネットサイト（https://dcross.impress.co.jp/docs/usecase/001459.html）から引用しよう。

「IIJ電子＠連絡帳サービス」というのは、地域の「医療・介護・福祉」に携わる専門職が情報を簡単に共有し、地域の医療連携と地域包括ケアを統合的に実現できる多職種連携プラットフォームだ。名古屋大学医学部附属病院 先端医療開発部 先端医療・臨床研究支援センターとIIJが共同研究でサービス化し、提供している。

「IIJ電子＠連絡帳」は、医療機関を中心に、行政や訪問介護ステーションなど地域の包括ケアを担う事業者が情報を共有する。電子＠連絡帳では、SNS（ソーシャルネットワーキングサービス）のグループ機能のように、患者ごとにスレッドを立ち上げ、医療や介護関係者、行政や法律の専門家などの関係者が情報を書き込んでいく。患者の疾病や投薬の記録、バイタル情報などに加え、患者自身が介護スタッフなどに伝えた日々の暮

図表 1-13 「IIJ 電子@連絡帳」による情報共有の例

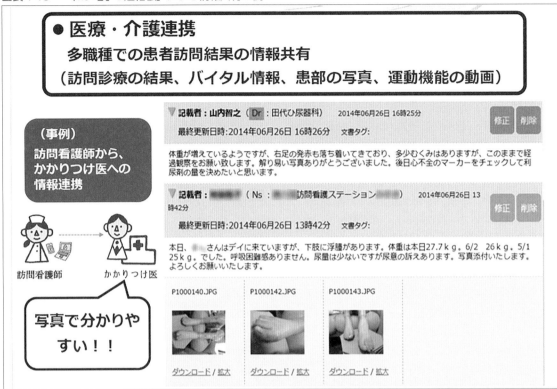

出典：デジタルクロス（https://dcross.impress.co.jp/docs/usecase/001459.html）より

図表 1-14 愛知県内の「IIJ 電子 @ 連絡帳サービス」の投稿記事数

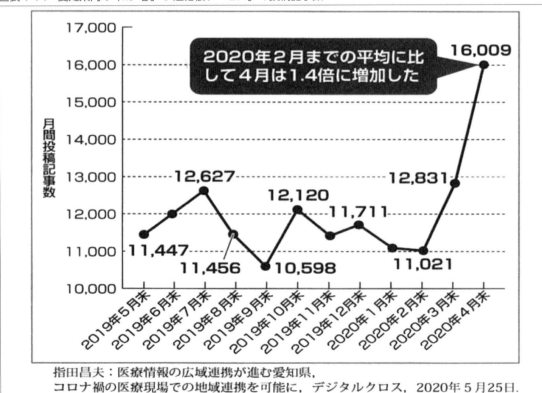

指田昌夫：医療情報の広域連携が進む愛知県，
コロナ禍の医療現場での地域連携を可能に，デジタルクロス，2020 年 5 月 25 日．

らしぶりなども共有することで、別の病院の医師であっても患者の状態を把握しやすくなる。

また、行政の専門職が、いつ患者宅を訪問したかといった記録も共有することで、医師が担当者へ患者の様子を確認することもできる。国から医療機関への通知・連絡を共有するといった利用方法もある。

スレッドでは文字情報だけでなく、写真や動画を共有することも可能だ。IIJ 公共システム事業部 ヘルスケア事業推進部、シニアコンサルタントの小椋大嗣氏は「例えば、訪問看護師が患者宅で患部の状態を撮影し、その場でアップロードすれば、かかりつけ医が遠隔診断できる」とする（図表 1-13）。

愛知県内での電子＠連絡帳の利用数は、これまで順調に伸びてきたが、新型コロナウイルスの感染拡大後は急激に拡大し、2020 年 4 月の記事投稿数は過去の平均に対して 1.4 倍にまで急増した（図表 1-14）。

これについて愛知県医師会理事の野田正治氏は、「従来、対面で実施してきた医師からスタッフへの連絡や、訪問看護師からの報告や相談がオンライン化したため、新型コロナウイルスという難局に、情報基盤の有用性が改めて確認された」と語る。

新型コロナに係る地域連携トピックスを振り返ってみた。新型コロナの影響で、地域におけるさまざまな地域連携関連のイベントや研修会も中止が続いている。また、連携先とのフェースツーフェースの面談も行えない状態も続いている。その代わり、地域連携にもオンライン面談やオンライン研修会などが盛んになっている。

また、新型コロナを契機に病院から診療所への逆紹介が進むようになったとも言われている。感染不安から患者の受診の手控えが増えた病院外来では、この機会を逃さず身近な診療所への逆紹介を行っているという。これまで頑として診療所への逆紹介に応じなかった外来患者さんが、新型コロナを契機に診療所への逆紹介を素直に受け入れて地域に戻って行くことが増えたという。

新型コロナ感染は、これからもしばらくは続くだろう。この期間に何が本当の地域連携かを見極める良い機会としたいものだ。

■参考文献
・病院における感染拡大の構図. 朝日新聞デジタル（2020 年 4 月 22 日）https://www.asahi.com/articles/ASN4P7D1RN4PIIPE01J.html 2020 年 9 月 20 日閲覧.

・愛知県内の患者共有情報基盤「IIJ 電子＠連絡帳サービス」, デジタルクロスのインターネットサイト（https://dcross.impress.co.jp/docs/usecase/001459.html）2020 年 9 月 20 日閲覧.

5．新型コロナとワクチン後進国日本

日本の新型コロナワクチンの接種状況は世界で 110 位前後と発展途上国レベルであることがわかった。英オックスフォード大などによる 2021 年 5 月 16 日までの調査によると、少なくとも 1 回投与された人の割合はわずか約 3％で、世界平均の約 9％の 3 分の 1 である。そのワクチンもすべてを海外からの輸入に頼り、国産のコロナワクチンの開発研究も遅れていて、いまだ上市のめども立っていない。

1980 年代、日本はワクチン先進国だった。技術力も高く、水痘ワクチンは海外に輸出するほどだった。それが 40 年後の現在では、ワクチン後進国にまで転落した。その背景を見ていこう。

（1）日本のワクチンの歴史とワクチン氷河期

第二次大戦後の混乱期、わが国では感染症が猛威を振るっていた。こうした中、1948 年に「予防接種法」が制定される。予防接種法では当時の天然痘、百日咳、腸チフスなど 12 疾病が対象となった。そしてその接種は、接種を怠ると罰則が科せられる「義務接種」として導入された。この結果、1960 年代以降、感染症の罹患数と死亡者数が減少していく（図表 1-15）。例えば、戦後流行し 1 万人以上の死亡者を出した百日咳は、ワクチン導入で大幅に死亡者を減少させた。

しかし、1960 年代後半になると、種痘後脳炎などの健康被害が社会問題化する。とくに、1975 年のジフテリア、百日咳、破傷風の DPT 混合ワクチン接種による死亡事故が社会問題となる。このため 1976 年には、予防接種法が改定される。改定後は罰則規定なしの義務接種となり、対象疾患から腸チフスなど 4 疾患が外された。そして、新たに風疹、麻疹、日本脳炎が追加された。同時に接種後の健康被害における救済制度も作られた。しかし、1989 年に麻疹、ムンプス、風疹の MMR ワクチンが始まると、無菌性髄膜炎の多発により、集団訴訟が起きる。1992 年、国はこの集団訴訟に相次いで敗訴し、MMR ワクチンは 1993 年に中止となる。それ以降 20 年間、国内では新しいワクチンはほとんど承認されなかった。わが国の 20 年にわたるワクチン氷

図表 1-15　予防接種の歴史と患者数の推移

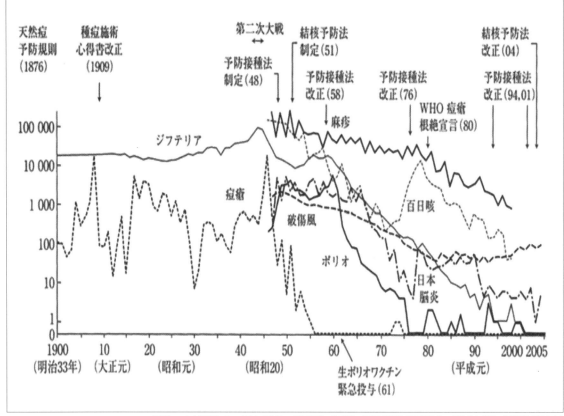

出典：木村三生夫・平山宗宏・堺春美・編著：予防接種の手引き（第11版）近代出版より

河期の始まりだ。

　この1990年代から20年にわたる日本のワクチン氷河期は2007年の麻疹、2013年の風疹の流行を巻き起こす。1989年のMMRワクチンの集団訴訟で、ワクチン接種がストップしたワクチン氷河期の世代に流行が起きたのだ。

　とくに、麻疹は先進国ではすでに撲滅された疾患だ。麻疹が流行しているのは、日本とアジア・アフリカの発展途上国のみだ。2007年の麻疹の流行時には、日本からカナダに修学旅行に訪れた高校生が現地で麻疹を発症し、カナダの保健当局から全員がホテルで待機を命じられ、飛行機の搭乗も拒否される事態になった。発生率がゼロに近い先進国からは、日本は麻疹輸出国の第一位の危険国という不名誉なイメージをいまだに持たれている（図表1-16）。

　この1990年代からのワクチン氷河期の20年間、ワクチン接種の規定も大きく変わる。1994年には、義務規定から努力規定へ変更され、予防接種への強制力がなくなった。これについては、1989年のMMRワク

チンによる集団訴訟と国の敗訴が大きく影響している。そして、その影響は日時を定めて実施されていた「集団接種」が、かかりつけ医が個人の健康状態をチェックしたうえで接種する「個別接種」にまで及んだ。このときそれまでの予防接種制度が大きく変わったと言える。こうしてワクチン接種機会の縮小が起きる。

　そして2001年以降は、高齢者インフルエンザ集団感染などの発生で、予防接種における分類が定められた。小児を対象とした一類疾病（のちのA類疾病）は、強い感染力による流行阻止のため「努力義務」があるとされる。一方、65歳以上の高齢者を対象とした二類疾病（のちのB類疾病）は、発病・重症化防止が目的なので、予防接種は個人の判断に任せることになった。

（2）ワクチンギャップと子宮頸がんワクチン

　しかし、ようやく2008年になってワクチン氷河期の氷が溶け始める。Hib（インフルエンザ菌B型）ワクチンが導入され、結合型7価肺炎球菌ワクチン、ロタウイルスワクチンと立て続けに遅れていたワクチン

図表 1-16 予防接種を巡る国の主な施策と社会状況

1948 年	予防接種法
1975年	DPTワクチン（ジフテリア・百日咳・破傷風）接種後の死亡例の報告
1976年	予防接種法改定（罰則なしの義務接種へと変更）、健康被害救済制度の創設
1989年	MMRワクチン（麻疹・ムンプス・風疹）による無菌性髄膜炎の多発により集団訴訟、国の敗訴 MMRワクチンは1993年に中止へ
1994年	予防接種法改定（義務から、努力規定へ、集団から個別接種へ）
2001年	予防接種法改定（対象疾患が努力義務ありの一類疾患となしの二類疾患に分けられた）
2005年	日本脳炎ワクチン接種後の急性散在性脳脊髄炎症例の報告、積極的接種推奨が中止され、2001年4月に再開
2007年	高校生や大学生等の年齢層で、ワクチン未接種者や1回接種者を中心に麻疹がひろがり、全国的流行となる。
2011年	Hib、小児肺炎球菌ワクチン同時接種後の死亡例の報告を受け、接種が一時中止された。生ポリオワクチ接種後の VAPP(麻痺) が問題となり、翌年、不活化ポリオワクチンへと変更された。
2013年	風疹の流行、子宮頸がんワクチン接種後、慢性疼痛を訴える症例報告を受け、積極的接種推奨が中止。 予防接種法の改正により、副反応報告制度が法定化され、対象疾患が一類からA類、二類からB類へと変更

出典：福岡市医師会医療情報室（2014 年 11 月）

導入が進む。しかしそれぞれの導入は、米国よりも 21 年、10 年、5 年遅れというまさに 20 年間のワクチン氷河期がもたらしたワクチン導入の遅れだった（図表 1-17）。

しかし日本ではなお、先進各国では実施されているおたふくかぜや乳幼児の下痢を引き起こすロタウイルスのワクチンがまだ導入されていない。また、毎年流行を起こすインフルエンザウイルスについても、米国では全年齢が対象であるのに対して、日本では高齢者のみに適応されているというように、接種適応のギャップもある。

しかし、20 年目のワクチン氷河期明けと同時に襲ったのが、子宮頸がんワクチン（HPV ワクチン）の副反応問題だった。HPV ワクチンは、日本では 2013 年 4 月から小学校 6 年から高校 1 年生の女子を対象に定期接種が始まった。しかし、接種した少女たちからの痛みや失神発作の訴えが多数報告され、厚労省はわずか 2 カ月後、「定期接種の積極的干渉の一時差し控え」という決定を下した。その一時差し控えがすでに 8 年間も続いている。定期接種導入時に 70％ あった接種率は 1％ にまで落ち込んだ。

その副反応については、2015 年に名古屋市で行われた「ワクチン接種後に生じた症状とワクチンの影響」の 3 万人調査で、ワクチンを打った少女と打たなかった少女とで、副反応とされた症状が出現する割合は変わらないことが判明した。また、2018 年、HPV ワクチンに関する 26 件の臨床研究を分析した英国のコクランレビューでは、「15 〜 26 歳の女性における重篤な副反応のリスクが子宮頸がんワクチン接種で増加することは認められない」と結論づけられた。

さらに、子宮頸がんワクチンの有効性について 2020 年に、ニューイングランド・ジャーナル・オブ・メディスン誌に子宮頸がんワクチンと子宮頸がんの発症の関係を調べた論文が掲載された。それによると、ワクチンを接種しなかった女性の子宮頸がんの累積発生率は 10 万人当たり 94 人に対して、接種した女性は 47 人だったのだ。このように明らかな子宮頸がんに対するワクチン効果が証明された。

そして、コロナ渦の 2020 年 7 月に子宮頸がんワクチンの 9 価ワクチン米国製の「シルガード 9」がわが国で 5 年掛かってやっと承認された。この 9 価ワクチンはこれまでの 2 価と 4 価の HPV ワクチンが子宮頸が

図表 1-17 ワクチン導入期の日米比較

種類	米国	導入迄年差	日本
Hibワクチン	1987年	21年	2008年
ヒトパピローマウイルスワクチン	2006年	3年	2009年
結合型7価肺炎球菌ワクチン	2000年	10年	2010年
ロタウイルスワクチン	2006年	5年	2011年
不活化ポリオワクチン	2006年	6年	2012年
結合型13価肺炎球菌ワクチン	2010年	3年	2013年

ワクチン導入時期の日米比較
＊出典9：福岡市医師会「特集：我が国の予防接種行政を考える」(2014)
https://www.city.fukuoka.med.or.jp/jouhousitsu/report199.pdf

んを6〜7割防げるのに比べて、なんと9割も防ぐことがわかっている。しかし、こうした効果の高い9価ワクチンも、現状では日本での普及は望めない。

　2020年9月に大阪大学の研究グループは、HPVワクチンの公費助成世代の接種率と一時差し控えが決定して以降の接種率をもとに、発症者数、死亡者数を試算したところ、接種率が大幅に低下した2000年から2003年生まれの女性の間で、子宮頸がん患者が合計約1万7,000人増加、死亡者が約4,000人増加すると推計された。この死亡増加数とは、ワクチン接種が行われていれば防ぐことができた死亡者数だ。このままHPVワクチンの積極的勧奨の差し控えが続けば、わが国で深刻な事態が起きることは火を見るより明らかだ。

　他の国でも、日本のように子宮頸がんワクチンの副反応が問題になった国がある。それはアイルランドだ。

　しかし、アイルランドでは、行政、医療機関、教育機関、学術団体、メディアが連携して国民に情報を提供し、落ち込んだ接種率をいち早く回復させた。しかし、日本では何のアクションもないまま、いたずらに時間だけが流れていく。子宮頸がんワクチンの接種率の国際

比較を見れば、その危機的状況が分かる（図表1-18）。

　このままでは将来、日本は子宮頸がんワクチン氷河期により、多くの女性の命を犠牲とした国として歴史に残る国となるだろう。

（3）コロナワクチンの国内での現状

　さて、コロナワクチンに話を戻そう。2021年5月11日時点での新型コロナのワクチン接種率、少なくとも1回接種した人の割合は、イギリス52％、アメリカ46％、チリ45％、カナダ40％、以下、ドイツやスペインなど先進国が続き、日本は2.77％だ。ブラジルが15％、インド9.8％、韓国7.2％、インドネシア4.9％であるから、日本はインドネシアよりも低い状況だった。しかし、その後日本は遅れを取り戻し、7月には国内で7,000万回の接種を達成し、1回接種率も33.5％となった。

　ワクチン接種の遅れの原因はワクチンの国内開発の遅れ、輸入ワクチン確保の遅れ、接種場所と人員確保の遅れだ。国内開発の遅れは、1990年代から20年間にわたるワクチン氷河期の影響だ。集団訴訟によりつぎつぎとワクチンの定期接種が取りやめとなり、少子

図表 1-18　子宮頸がんワクチン接種率の国際比較

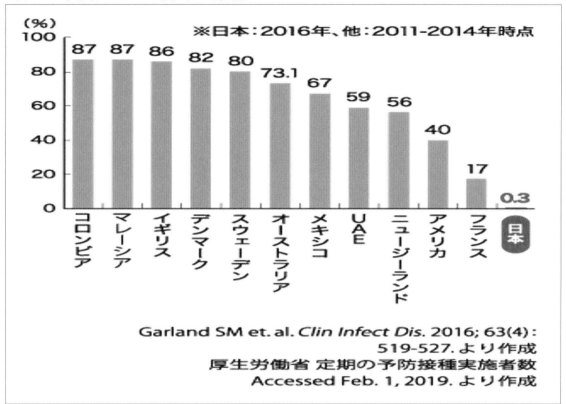

化もあって国内のワクチン市場が縮小し、ワクチン開発企業も弱体化する。1980 年代ワクチン輸出国であった日本のワクチン開発企業の弱体化は明らかだ。

それでも国内では、コロナワクチン開発は現在 4 社により行われている。コロナワクチンの種類には、環状の遺伝子を投与する DNA ワクチン、たんぱく質を投与する遺伝子組み換えたんぱくワクチン、遺伝子そのものを投与する mRNA ワクチン、ウイルスをバラバラにした不活化ワクチンがある。

国内企業では、アンジェス社が 2021 年 3 月 10 日に第 2、第 3 相臨床試験のワクチン接種を完了し、先行している。塩野義製薬も、2020 年 12 月 16 日に第 1、第 2 相臨床試験に着手している。さらに、第一三共と明治ホールディングス傘下の KM バイオロジクス（熊本市）の両社は 2021 年 3 月 22 日に、新型コロナウイルス感染症向けワクチンの国内第 1、第 2 相臨床試験を始めた。これで臨床試験に乗り出した国内企業は 4 社となった（図表 1-19）。しかし、アンジェス以外はまだ第 3 相試験にもたどり着いていない。世界のコロナワクチン開発から 2 周回遅れだ。

日本ではすでに、米大手製薬会社ファイザーが開発したワクチンの接種が始まっており、日本企業による

ワクチン開発は大幅な遅れをとっている。それでも、国内企業がワクチン生産にかかわることで、安定確保が見込めるほか、4 社がそれぞれ異なったタイプのワクチン開発を進めているため、ウイルス変異などに対する備えとしての役割も期待できる。

実は、mRNA ワクチンについては、これまで国内でもいち早く研究が進んでいた。2016 年当時、国立研究開発法人医薬基盤・健康・栄養研究所の石井健教授は今のような状況を想定して、MERS（中等呼吸器症候群）に対して mRNA ワクチンの開発進めていた。それが治験段階まで進んだ 2018 年、国の予算打ち切りで治験が頓挫した。MERS 患者が国内にもいなかったこともあり、国側からは「研究費は企業から出してもらいたい」と告げられたという。

一方、先進各国、とくに米英のワクチン開発は驚異的な予算のもと開発と生産が進む。新型コロナウイルスの全遺伝子配列が 2020 年 1 月には公表されていたので、米英の製薬大手が早くも試験用ワクチンの生産に着手した。とくに米国は、100 億ドル（約 1 兆 400 億円）の予算をワクチン関連に投入し、短期間で大量に合成できるウイルスの遺伝物質を使った新技術でスピード開発を進めた。国が投じる開発予算の差は明らかだった。

図表 1-19　臨床試験に乗り出した国内企業

	国内開発状況	ワクチンの種類	国からの補助金
アンジェス	第2/3相試験で接種完了　（2021年3月）	DNAワクチン	93.8億円
塩野義製薬	第1/2相試験を開始（2020年12月）	遺伝子組み換えたんぱくワクチン	223億円
第一三共	第1/2相試験を開始（2021年3月）	mRNAワクチン	60.3億円
KMバイオロジクス	第1/2相試験を開始（2021年3月）	不活化ワクチン	60.9億円

出典：2021年4月20日現在、厚生労働省資料より

　ところでコロナによる特別定額給付金 10 万円は全国で 12 兆 8000 億円である。このうちの 40 万人が申請しなかったので、400 億円が余ったという。この 400 億円だけでもコロナワクチン開発に回せたらと思う。

　こうして日本の周回遅れのワクチン開発のため、コロナワクチンはすべて海外製品に依存することになる。日本が導入した米製薬大手ファイザー、英アストラゼネカ、米モデルナの 3 ワクチンは、2020 年 12 月から欧米などで相次いで承認され、接種が行われている。ワクチンの有効性について、ファイザー社とモデルナ社は 90% を超える有効率が見られたと発表した。接種した集団の発症率が接種しなかった集団の発症率よりも 90% 低く、発症リスクは 10 分の 1 になり、極めて効果があるとしている。

　しかし日本では、これらの輸入ワクチンの国内承認も遅れた。厚労省は 2020 年 12 月 18 日にファイザーからワクチンの製造販売の承認申請を受けたが、事前に 2020 年 10 月から国内で日本人 160 人（20 〜 85 歳）を対象に、接種しても安全かを確認する治験を実施した。そして 2021 年 1 月中に主なデータがそろってからの承認となった。「海外に遅れていても、安全性を重視」という姿勢を貫いたのだ。そして、2021 年 5 月 20 日、厚生労働省は米モデルナ製と英アストラゼネカ製の新型コロナウイルスワクチンの製造販売をようやく承認することとになった。これで国民に 2 回接種に必要な量の確保のめどは立った。

　しかし、ワクチン接種の遅れは、接種会場や医療従事者確保の遅れが、決定的だ。英国では、ワクチンの国内開発と生産体制、ワクチン確保と同時に、接種会場の確保を 2020 年夏からスタートしている。ワクチン接種を自治体任せにせず、政府機関が主導する体制、混乱を避けるための情報の一元管理やスムーズな予約システムを、時間をかけて行っている。日本では 2021 年 7 月末までに高齢者の 2 回接種を目指して、1 日 100 万回の接種を目標とし、なんとか 6 月に達成した。

　日本では国内開発、国内承認、海外ワクチン確保、接種会場に至るまで、すべてが後手後手に回っている。コロナによってこれまでの国内におけるワクチンの歴

史のさまざまな負の影が、一挙に噴き出したと言える。

（4）新たな国内ワクチン政策

さて、こうした中 2020 年 7 月より検討を始めた政府の「医薬品開発協議会」は、新型コロナウイルスの国産ワクチン開発の遅れを教訓に、ワクチンの迅速な開発・供給に向けた提言を 2021 年 5 月に取りまとめた。最先端の研究開発拠点を設け、国が平時から投資する「先進的研究開発戦略センター」を、国立研究開発法人日本医療研究開発機構（AMED）に新設し、戦略的なファンディング機能を強化するという。さらに、薬事承認プロセスの迅速化と基準を整備する。また、国内外の治験の充実と迅速化を図る。さらに、平時にはバイオ医薬品の製造を行い、緊急時にはワクチン製造を行うデュアルユースのワクチン製造拠点を整備するなど 9 項目の提言をまとめている。

政府はこれらの提言をもとにワクチン新戦略を閣議決定し、2021 年 6 月に国際組織と共催する「ワクチンサミット」で打ち出すとしている。コロナを契機にワクチンに対する政策や、ワクチンに対する国民の意識が大きく転換することを願っている。

コラム①　総合診療医とコロナ

　コロナで総合診療医が活躍中だ。日本経済新聞の2021年4月の報道によれば、岡山大学病院では、2021年2月から「コロナ・アフターケア外来」を開設した。長引くコロナ流行で、コロナ感染の後遺症に悩む患者が増えたことが開設のきっかけだ。そこで活躍するのが、総合診療医だ。例えば、コロナ感染後の30代女性の患者さんの例を挙げよう。

　患者さんは感染後、不眠や疲労、微熱が続いているという。感染拡大が続き、仕事や収入が減ったことにも強い不安を抱えていた。医師が1時間ほどかけて身体の検査や悩みなどを聞き取り、コロナ感染の後遺症と判断。漢方薬を処方した。このように同外来には、これまで倦怠感や脱毛、嗅覚・味覚の異変などを訴える約20人がこれまでに受診したという。検査結果や症状だけでなく、生活や心理面の影響も聞き取る。そして診察で話すだけでも症状が軽くなる患者もいるということだ。

　このように総合診療医の特性は、疾患にとらわれず、患者をトータルにとらえて、問診に時間をかけ身体面ばかりでなく、精神面や仕事や家庭環境など社会的側面にも気を配り診療を行う点だ。大学病院などの総合診療医は、従来の臓器別の診療科では明確な診断が付かなかったり、適切な治療に結びつかなかったりした患者の診療を担う。すでに始まっている高齢化社会では地域の診療所でも、複数の生活習慣病を抱える患者を診られる医師のニーズが高まっている。

　しかし、実際には総合診療医はなかなか増えない。2018年度からは新たな総合診療医の専門医制度がスタートした。「基本診療領域の傷病などについて、すべて理解し、きちんと患者に説明できる医師」の養成を目指し、医師臨床研修を修了した医師を対象に3年以上の研修を行う。しかし、2021年度の新専門医資格取得を目指す研修医はわずか「2.2%」だったという。

　私事にわたるが著者も1988年、89年に旧厚生省のプライマリケア海外留学制度でニューヨークのブルックリンで、現在の総合診療医に相当する家庭医のコースを学んだ。そして帰国して、総合診療医を目指したが、帰国したタイミングが最悪だった。1985年に旧厚生省が設置した、「家庭医に関する懇談会」が日本医師会の大反発を招いていたからだ。旧厚生省としては、次世代のための家庭医制度を作りたいという意図だったが、その根回し不足もあり、家庭医構想は大失敗する。そのような中で帰国した著者は、「家庭医を勉強してきました」とは口にだしても言えず、隠れキリシタンならず「隠れ家庭医」として地下に潜ってしまった。

　そして30年の「隠れ家庭医」を経て、ようやく今の日本医療伝道会衣笠病院グループで、内科初診外来や在宅訪問診療、老人保健施設で高齢者を診る中で、元々なりたかった総合診療医を目指す日々を過ごしているというワケだ。

第2章　規制改革会議と医療DX

1．規制改革会議の年譜と医療制度改革

　本章では規制改革会議40年の年譜を読み解くことから始めたい。規制改革会議の歴史は1983年の中曽根内閣時代の土光臨調の時代にさかのぼる。その歴史の背景に流れるのは大幅な規制緩和、市場原理主義を掲げる新自由主義のうねりである。医療においては情報開示とICTの活用、官製市場の開放と競争の導入である。そして本章では、規制改革会議が医療分野にもたらした医療DX（デジタルトランスフォーメーション）に焦点を当てて振り返っていこう。

（1）規制改革推進会議

　菅義偉首相は2020年12月21日、首相官邸で開いた規制改革推進会議（議長：小林喜光・三菱ケミカルホールディングス会長）の議長・座長会合で「行政の縦割りを打破し、規制改革を全力で進めることは菅内閣の最重要課題だ。政府一体となって取り組んでいきたい」と述べ、改めて安部内閣から引き継いだ規制改革推進会議の重要性を強調した。

　現在の規制改革推進会議は第二次安部内閣時の2019年10月よりスタートし、成長戦略、雇用・人づくり、投資等、医療・介護、農林水産、デジタルガバメントの6つのワーキンググループ別に開催されている。著者も医療・介護ワーキング（座長：大石佳能子・メディヴァ社長）の専門委員を務めている。

　医療・介護ワーキンググループではこれまで重点課題として医療・介護関係職のタスクシフト、介護サービスの生産性の向上、保険外医薬品（スイッチOTC等）の選択肢の拡大、医療等分野におけるデータの利活用、オンライン医療の普及促進、社会保険診療報酬支払基金に関する見直し、日本医療研究開発機構（AMED）の研究開発に係る各種手続きの簡素化等の課題で、月2回のペースで関係省庁の担当者や業界団体を招いて議論を行っている。医療・介護ワーキンググループでは河野太郎規制改革大臣も毎回出席して議論に加わっている。

（2）規制改革会議の年譜

　ここからは規制改革会議のこれまで40年の年譜と、その中での医療分野における議論の流れを振り返ってみよう（図表2-1）。

　わが国の規制改革会議の源流は、1983年の中曽根内閣時代の臨時行政改革推進審議会（会長：土光敏夫・経団連名誉会長）の下に、規制緩和分科会を設置したことに始まる。中曽根内閣は「増税なき財政再建」のための行政改革として、官業の民営化、3K赤字（コメ、国鉄、健康保険）解消、民間に対する指導・規制・保護から、民間活力を基本とする行政への転換を図った。

　1988年の竹下内閣の行政改革推進会議（会長：大槻文平・日経連名誉会長）では、「公的規制の緩和等に関する答申」をまとめた。その中で規制を「経済的規制」と「社会的規制」に分け、経済的規制の緩和を中心に見直しを求め、折からの日米構造協議における米国からの市場開放や規制緩和の対応に当たった。

　1993年の細川内閣時には円高不況のなか、「緊急経済対策」で規制緩和が取り上げられ、細川首相の私的諮問機関である経済改革研究会（座長：平岩外四・東京電力会長）に注目が集まった。この経済改革研究会は規制緩和については「平岩レポート」と呼ばれる報告書が公表され、「経済的規制は原則自由・例外規制、社会的規制は必要最小限」という今日につながる改革の基本原則を示した。この背景には政治家・業界・官僚によるスキャンダルが頻発し、非自民政権の発足をきっかけとして、規制緩和を正面から打ち出す環境が整ったことや、バブル崩壊後の経済不況から、規制緩和を経済の再活性化の重要な手段として位置付けたことが挙げられる。

　この平岩レポートなどを受けて、1994年村山内閣のとき行政改革委員会（委員長：飯田庸太郎・三菱重工業相談役）が設置された。1995年、村山内閣で「規制緩和推進計画」がアクションプログラムとして閣議決定され、その進捗の監視を行うため、行政改革委員会規制緩和小委員会（委員長：竹中和夫・国民経済研究協会顧問）スタートする。この会議では「論点公開」や「公開討論」という新たな手法を取ったことや、個別の改

図表 2-1　規制改革会議の年譜

年代	内閣	名称	座長等
1983年	中曽根内閣	臨時行政改革推進審議会規制緩和分科会	土光敏夫
1988年	竹下内閣	行政改革推進会議	大槻文平
1993年	細川内閣	（経済改革研究会）	平岩外四
1994年	細川内閣	行政改革委員会	飯田庸太郎
1995年	村山内閣	行政改革委員会規制緩和小委員会	竹中和夫
1996年	橋本内閣	規制緩和小委員会	宮内義彦
1998年	橋本内閣	行政改革推進本部・規制緩和委員会	宮内義彦
1999年	小渕内閣	行政改革推進本部・規制改革委員会	宮内義彦
2001年	第一次小泉内閣	総合規制改革会議	宮内義彦
2004年	第二次小泉内閣	規制改革・民間開放推進会議	宮内義彦
2007年	第一次安部内閣	規制改革会議	草刈隆郎
2013年	第二次安倍内閣	規制改革会議	岡素之
2016年	第二次安倍内閣	規制改革推進会議	大田弘子
2019 年	第二次安倍内閣	規制改革推進会議	小林喜光

著者作成

革項目に対して方向性を示して各省の検討を求めるスタイルが注目された。

　1996 年、橋本内閣は、規制緩和委員会（委員長：宮内義彦・オリックス社長）を設置した。ここからおよそ 10 年にわたる規制改革における宮内体制が始まる。同会議は 1999 年小渕内閣時に名称が規制改革委員会へと変更された。それ以前との違いは規制改革が規制緩和に加えてより積極的に規制の撤廃を視野に入れたことだ。そして、撤廃の結果として生じる事後チェック型行政への転換に伴う積極的な立法論を促すものであると説明されている。また議論のテーマとしては従来の個別分野ごとの各省の縦割りの規制項目に加えて、省をまたがる分野の横断的な規制項目や IT 化などの新たな分野も取り入れられた。

　2001 年、第一次小泉内閣では、内閣府に総合規制改革会議（議長：宮内義彦・オリックス会長）設置された。会議では医療や福祉など 6 つの重点分野が議論され、2 年度目には規制改革の社会実験としての「構造改革特別区域制度」や公共サービス分野での「官製市場の民間開放」を提言している。また、経済財政諮問会議との連携も図られた。小泉首相は、規制改革を強く支持し、「混合診療の解禁」と「医薬品の一般小売店販売」では、総理裁定を行うなど注目を集めた。そして 2004 年、第二次小泉内閣の時に政令に基づき内閣府に規制改革・民間開放推進会議（議長：宮内義彦・オリックス会長）を設置し、「官製市場改革」と「官業の民間開放」を主要テーマに市場化テストが構想された。

　そして 2007 年の第一次安部内閣のときに内閣府に規制改革会議（議長：草刈隆郎・日本郵船会長）が設置された。2010 年の民主党への政権交代時は、閣議決定により設置された行政刷新会議の下に規制・制度改革委員会を置いた。

　2013 年、第二次安倍内閣では、内閣府内に設置された規制改革会議（議長：岡素之・住友商事会長）が復活し、2016 年に規制改革推進会議（議長：大田弘子・政策研究大学院大学教授）、そして 2019 年 10 月に現在の規制改革推進会議（議長：小林喜光・三菱ケミカルホールディングス会長）に引き継がれている。なお、今回

の規制改革推進会議と前回の会議の違いは、前回の会議が3年の設置期限があったが、これを常設としたこと、また委員の数を15人から20人に増やし、任期を2年としたことだ。そして、現在の規制改革推進会議は冒頭に述べたように菅内閣に引き継がれている。

（3）規制改革会議の歴史的背景

以上、1980年代から40年近くにわたる規制改革会議の年譜を振り返ってきた。こうした規制改革会議の歴史の背景に流れるのが、1980年代から英国のサッチャー首相や米国のレーガン大統領が推し進めた「新自由主義」による経済政策である。新自由主義とは、国家による福祉・公共サービスを縮小し、「小さな政府」や「民営化」を目指し、大幅な規制緩和、市場原理主義を掲げる経済思想である。

こうした新自由主義を背景に、わが国でも、1982年に首相に就任した中曽根康弘は、「民活プロジェクト」推進を掲げ、民間企業の活力を利用して財政負担なしに社会整備を図ることや、日本専売公社、日本国有鉄道及び日本電信電話公社の三公社の民営化を実施した。その後、橋本政権での金融ビッグバンや、小泉政権での聖域なき構造改革による規制緩和に新自由主義的政策は引き継がれた。

（4）総合規制改革会議第一次答申

この規制改革会議の新自由主義の流れは、官製市場の典型である医療分野にも、市場競争と官製市場の民間への開放と規制緩和を持ち込むことになる。こうした新自由主義的な政策がとくに際立つのが2001年の小泉内閣の「総合規制改革会議の第一次答申」（以下、答申）である。ここでは医療分野の規制改革でエポックとなった答申を振り返って見ていこう。この答申は今読み直しても、21世紀の初頭の改革の気運に満ちている。

答申ではそれまでの旧態依然としていた医療分野について以下の6つのポイントで切り込んだ。①医療情報の開示、②IT化推進、③保険者機能の強化、④診療報酬体系の見直し、⑤医療分野における経営の近代化・効率化、⑥その他。

以上のポイントに共通するのは、「医療への市場の競争原理の導入」である。以下、順次見ていこう。

①医療情報の開示

医療機関の広告規制の緩和、医師や医療機関の情報の公開の義務づけである。また、患者による開示請求に基づくカルテ開示を答申では求めた。とくに、医療機関の情報の公開は、医療における情報の非対称性を是正し、患者が医療機関を選ぶ上で欠くことのできない要件だ。この情報開示こそが、医療機関に市場の中での公正な競争を促すための基盤となる。

この2001年の答申のその後はどうだろう？　患者のカルテ開示については2003年の個人情報保護法で法制化された。また、2006年の医療法改正で、住民・患者による医療機関の適切な選択を支援することを目的として、医療機能情報提供制度が導入されるなど、改革は着実に前進してきたと言ってよいだろう。

②IT化推進

IT化の推進では、レセプト電子化の普及と、レセプトのオンライン請求の原則化、レセプトの主傷病名の記載、カルテの電子化及び用語・コード・様式の標準化、複数の医療機関による患者情報の共有化、EBMの推進を求めている。

答申では、レセプト電子化の普及とレセプトオンライン請求の原則化については、ポイント1と同様に医療機関情報の開示の側面を持つと同時に、レセプト電子化に伴う、さまざまな医療の標準化作業、とくに医療機関ごとにばらつきのある医療行為の標準化を促すこと、さらには科学的根拠に基づく医療（EBM）の推進をも視野に含めた改革の提言を行っている。こうしたIT化の推進は、後述する出来高払いから包括支払い方式への見直しをも視野に入れた改革の基盤をなすものとして位置付けている。

レセプト電子化とオンライン請求のその後はどうだろう？　レセプトオンライン請求の件数割合は2008年ごろより増加が始まり、2015年には医科、歯科レセプトとも99％まで達している。

このIT化の推進や医療におけるデジタル化は、現在の規制改革推進会議に至るまで20年間も連綿と規制改革会議の主要テーマの1つとして継続している。最近では別の章で述べるオンライン診療、電子処方箋、オンライン服薬指導のデジタル完結3点セットのように医療の仕組みそのものを変えるDX（デジタルトランスフォーメーション）の議論へと発展している。

③保険者機能の強化

健康保険法では、「保険者は、保険医療機関または保険薬局から療養の給付に関する費用の請求があったときは、審査の上、支払うものとする」と保険者の直接審査を認めている。しかし、戦後まもなく健康保険組合がスタートした1948年直後から社会保険診療報酬支払基金という特殊法人が成立した。このため当時の厚生省はこの法人に審査・支払いの業務を一手に請け負わせるという方針のもと、1948年の保険局長通知で

この保険者による直接審査を塩漬けにしていた。

これに対して答申では、各保険者が被保険者のエージェント（代理人）として、保険者自らがレセプトの審査・支払いを通じて保険者機能を発揮することとして、以下の複数の選択肢を提示し、審査・支払いにおける市場の競争性を高めることを求めた。①保険者自らが審査・支払いを行う、②従来の審査・支払い機関へ委託する、③第三者（民間）へ委託する。そして同時に1948年の局長通知は廃止される。しかし、この答申には日本医師会が反対する。審査を受けるのは支払基金という公法人であればよいが、支払の当事者である保険者ではいやだというのが医師会の本音だった。

結果、答申は骨抜きにされる。つまり審査・支払いには医療機関との合意が必要だという条件が付けられたのだ。このため現状では従来通りの審査・支払い機関への委託が主流で、保険者の直接審査は大手保険組合が行う二次審査に留まり、民間への委託は極めて例外的な件数に留まることになった。

現在の規制改革会議は、社会保険支払い基金改革の提言とそのフォローアップを行っている。

④診療報酬体系の見直し

包括払い・定額払い制度の拡大、公的保険診療と保険外診療の併用（いわゆる「混合診療」）の拡大、中医協における価格決定方式の見直しが行われた。具体的には、薬価算定方式、医療材料の内外価格差、中医協そのものの在り方の見直しなどである。

答申では診療報酬体系の見直しの最大の課題として、包括払い・定額払い制度である疾患別包括支払い制度（DRG/PPS）の導入があがった。答申では出来高払いでは乱診乱療を助長するだけだ、医師の腕前とサービスを競い合うという米国流のDRGの導入を主張していた。さらに、保険診療の範囲の見直しにおいては、公的保険診療と保険外診療の自由診療の併用（いわゆる「混合診療」）の拡大を求めている。

包括払い方式については、厚労省側ともある程度認識が一致していた。ただし、2003年度から82の特定機能病院に導入されたDPCでは出来高払いと包括払いの2階建て構造で、しかも1日当たりの定額制が導入され、米国流の1入院当たりの包括支払い制度のDRGではなかった。現在、このDPCの対象病院は2020年4月で1,757病院、約50万床にも達している。

次に混合診療について見ていこう。わが国では保険診療と保険外診療の併用であるいわゆる「混合診療」は原則として禁止されている。このため保険診療に保険外診療を併用すれば、本来の保険診療の分の費用も含めて全額が患者の自己負担となる。この混合診療の解禁と次の医療における株式会社の容認が総合規制改革会議の2大テーマとなる。そして同時にその2大テーマこそ日本医師会が最も抵抗するテーマともなる。

さてまず、混合診療の解禁についてその経緯を見ていこう。厚生省は1984年の健康保険法の改正で「特定療養費制度」を新設する。大学付属病院で行う高度先進医療や差額ベッドについては、保険外診療を「選定療養」として、特別に保険診療の対象とするという「特定療養費制度」を設けていた。この特定療養費制度の枠組みの中で、保険診療と保険外診療の組み合わせをすでに認めてきていた経緯がある。

まず混合診療の解禁については、当時の小泉総理の後押しや東大、京大、阪大などの先進医療の早期導入を求める大学病院病院長名の要望書もあって、以下のように決着する。

2006年の健康保険法の改正で、従来の特定療養費制度を廃止し、「保険外併用療養費制度」と改めた。その内容も「評価療養」と「選定療養」の2つに整理した。評価療養と選定療養の違いは、前者が将来の保険適応を前提としているのに対して、後者は差額ベッド代など将来も保険適応を前提としていない診療であることだ。「評価療養」では先進医療や治験に係る診療、保険適応前の承認医薬品や医療機器の使用に適応を拡大し、「選定療養」では差額ベッドなどのアメニティ部分を扱うことになった。

さらに、2014年の規制改革会議（議長：岡素之・住友商事相談役）の答申の中で「一定の手続き、ルールの枠内で、患者が選択した（未承認の）治療については、極めて短期間に保険外併用療養費の支払いを受け入れられるようにする」とし、これを「患者申し出療養」とした。このように徐々にではあるが、いわゆる混合診療は保険外併用療養費制度のわく内で拡大していると言える。

その他、高すぎる輸入医療材料の内外価格差の是正、先発品と後発医薬品の価格設定の課題、薬剤費の205円ルール問題が議論され、さらには、2004年の歯科診療報酬を巡っておきた中医協のスキャンダルに絡み中医協自体の見直しにも及んだ。

⑤医療分野における経営の近代化・効率化

もう1つの課題「株式会社による医療の容認」について見ていこう。具体的には株式会社立（企業立）病院の容認と、医療法人の理事長の医師要件の廃止を求めている。さて実は株式会社立の病院は、大正時代には社員の福利厚生の一環として各地に数多く設立して

いた。堀辰雄の『風立ちぬ』の舞台になった長野県の富士見高原病院は 1926 年に設立された株式会社富士見高原療養所がもとになっている。

このように戦前には数多くあった株式会社立の病院は、戦後の 1948 年施行の以下の医療法第 7 条により、その新設が認められなくなる。医療法第 7 条では「営利を目的として、病院、診療所または助産所を開設しようとする者に対しては、……許可を与えないことができる」としている。このため現在ある株式会社立（企業立）病院は、医療法施行よりも以前に存立していた病院か、また医療法施行後の数年間の一部の例外と、病院を運営する日本専売公社、日本国有鉄道及び日本電信電話公社の三公社の民営化に伴うものを除けば認められていない。なお 2020 年現在、企業立病院は 33 病院である。

総合規制改革会議は、こうした株式会社立の医療機関を「資金調達の多様化や企業経営ノウハウの導入による経営の近代化と効率化を進めるべき。このため株式会社を含めた医療機関経営の在り方を検討すべき」とした。これが前述の混合診療の解禁と合わせて総合規制改革会議の 2 大テーマとなり、医師会の猛反発を招くことになる。総合規制改革会議は前者の混合診療については、特定療養費制度を廃止し、「保険外併用療養費制度」につながる成果を上げたが、株式会社立病院については結局、何らの成果も挙げることはできなかった。2001 年の総合規制改革会議の第一次答申の中で唯一の未解決問題として残った。

⑥その他の項目

その他の項目としては以下を求めている。閉鎖的なネットワークである大学医局制度により医師の自由な競争が阻害されている。このため研修期間中は特定の医局に入局せずとも研修を行う方策、広域で研修にかかる医師と病院をマッチングさせる方策を可能とすべきとしている。この方式は 2004 年の新医師臨床研修制度で実現する。

また、医療従事者の派遣労働の解禁と、一般用医薬品の販売に関する規制緩和として、一般用医薬品をコンビニエンスストアなどの小売店舗でも販売できるようにすることを求めた。

一般用医薬品のコンビニエンスストアでの小売り販売の実現については、画期的な成果を上げることになる。

（5）規制改革会議の成果

以上、過去 40 年にわたる規制改革会議の年譜と医療分野における議論の跡をたどった。規制改革会議は 1980 年代までは「経済的規制」を中心に議論がなされ、1990 年代からは「社会的規制」も扱うようになった。その中で医療分野の議論は 2001 年の総合規制改革会議の第一次答申がエポックとなった。総合規制改革会議の第一次答申の成果を振り返ると、レセプト電子化の普及とレセプトのオンライン請求などの医療の IT 化に大きく貢献したもの、混合診療のように既存の枠組みからは脱せなかったが、改善が図られたもの、株式会社立病院のように全く実現をみなかったもの、一般用医薬品のコンビニエンスストアでの販売にみられるように大きく制度を変えたものなどさまざまである。

しかし、規制改革会議なしでこれだけの改革が各省庁の中だけで単独に行えたかと言えば、それは疑問だ。各省庁と関連業界団体のたこつぼの中だけでは成しえないことを行うのが規制改革会議に与えられた役割である。事実、規制改革会議はその役割を果たし、これからも果たし続けるだろう。

■参考文献

・鈴木良男.「日本の医療の進むべき道」ARC リポート, 日本の医療ここが問題シリーズ 6. 2007 年 2 月.
・斎藤徹史. 規制改革の経験から何を学ぶか. 公益財団法人総合研究開発機構, 2013 年 8 月.

2．新型コロナとオンライン診療

本項では、規制改革推進会議（議長：小林喜光・三菱ケミカルホールディングス会長）の医療・介護ワーキンググループ（座長：大石佳能子・メディヴァ社長、以下、ワーキンググループ）で取り上げられたオンライン診療について見ていこう。これまで遅々として進まなかったオンライン診療は、新型コロナの感染拡大を機に大きく飛躍した。この飛躍の背景には規制改革推進会議の働きがあった。

あらためて規制改革推進会議を紹介しよう。規制改革推進会議の目的は経済社会の構造改革を進める上で必要な規制の在り方、とくに情報通信技術（ICT）の活用その他、手続の簡素化による規制の在り方の改革に関して調査・審議する会議で、内閣総理大臣の諮問機関である。ワーキンググループは、2019 年 10 月以来 1 カ月に 2 回ペースで開催され、個別テーマについて精力的に検討が進んでいる。著者もこのワーキンググループの専門委員を務めている。ワーキンググループの委

員には、以下のメンバーが加わっている。印南一路（慶應義塾大学総合政策学部教授）、髙橋政代（株式会社ビジョンケア代表取締役社長）、安田純子（PwC コンサルティング合同会社シニアマネジャー）。

（1）オンライン診療

これまでオンライン診療は、数々の規制のためなかなか進まなかった。それが新型コロナウイルスのパンデミックによって大きく進捗した。この経緯を見ていこう。

在宅の患者と医師の診察室を結んで行うオンライン診療は、実は医師法20条の「対面診療の原則」により長らく認められてこなかった。ICT の進歩で技術的にはとくに難しいことではないのだが、オンラインで行う診療は「対面での診療には当たらない」との認識からであった。

2015年に「直接の対面診療を行った上であれば、遠隔医療の実施は限定的なものではない」と医師法の解釈が示されたことで一歩前進する。そして、2017年4月の未来投資会議で安倍首相が「対面診療とオンラインでの遠隔診療を組み合わせた新しい医療を次の診療報酬改定でしっかり評価する」と述べた。これを受けて2018年4月の診療報酬改定で、オンライン診療と対面診療を組み合わせた新たな診療形態を、在宅医療や外来診療で認めることとなった。

しかし、その利用状況は思わしくない。2018年4月診療報酬改定後の7月調査で、オンライン診療を届け出た病院65軒、診療所905軒のうち、算定件数はオンライン診療料65件、オンライン医学管理料15件、オンライン在宅管理料に至っては4件と極めて低調だった。

2020年3月のワーキンググループでは、この遅々として進まないオンライン診療について、実際にオンライン診療を行っている関係者からヒアリングを行った。ヒアリングは医療法人社団鉄祐会理事長武藤真祐氏、株式会社 MICIN 代表取締役原聖吾氏から行った。

（2）低調なオンライン診療の理由

低調の原因はいくつかある。ヒアリングでは、オンライン診療の点数が低すぎること、算定要件のルールが厳しすぎること、適応疾患が限定されていることが挙げられた。

まず2018年診療報酬で導入されたオンライン診療料は70点（2019年10月消費税アップ後、71点）、オンライン医学管理料は100点である。この70点は

通常の外来初診料288点の4分の1と格段に安い。あくまでも対面による診察が基本で、オンライン診療はその補完という位置付けだ。

もともと2018年診療報酬改定前にも電話等再診料という仕組みがあった。電話等再診料とは、当該保険医療機関で初診を受けた患者について、再診以後、患者またはその看護に当たっている者から電話等によって治療上の意見を求められて指示をした場合、電話等再診料を算定する仕組みだ。

2018年改訂ではこの電話等再診の仕組みをベースに定期的な医学管理を前提とし、最新の通信医療技術による遠隔診療をオンライン診療として整理して新設したものだ。ただし、新設のオンライン診療料では、算定要件や適応患者が厳しく絞りこまれている。

（3）各種ルールで縛られたオンライン診療

まず算定要件が厳しい。算定要件は3カ月ルールといって「3カ月連続でのオンライン診療は不可、3カ月に1回は対面診療」、6カ月ルールといって「オンライン診療を開始前に6カ月の対面診療が必要、すなわち初診患者は不可とする」、12カ月ルールといって「12カ月以内に6回の対面診療」などがんじがらめだ。さらには施設基準も30分ルールといって、「緊急時に当該医療機関から30分以内で対面診療が可能」など、規制づくめなのだ。30分ルールなど、遠隔診療の趣旨から考えるとおかしな規制としか言えない。また、一月当たりのオンライン診療の再診料の算定回数も再診回数全体の1割以下と制限がある（電話等による再診は除く）。

さらに、その適応疾患も狭く設定されている。適応疾患は主に循環器、消化器、呼吸器、神経、代謝内分泌などの内科系が主である。ワーキンググループのヒアリングの際に示された資料を図表2-2に挙げる。点線で囲った枠が現在の適応疾患である。それ以外にも拡大の必要な疾患は多い。例えば、花粉症の時期、忙しいビジネスパーソンが外来受診をする時間コストを考えれば、自宅からオンラインで受診できればその利便性は高い。また、諸外国のオンライン診療で実績を上げているのは、皮膚科や精神科が多いことを考えると、さらなる適応拡大が望まれる。皮膚疾患などにはオンライン診療は最適だ。皮膚病変の画像と問診でかなりの診断がつく。また、精神疾患、とくにうつ病で自宅にこもりがちな患者にはオンライン診療によるフォローアップが適しているだろう。

（4）2020年診療報酬改定とオンライン診療

図表 2-2　規制改革推進会議第 8 回医療・介護ワーキンググループ資料（MICIN 社作成）2020 年 3 月 10 日

医師がオンライン診療と相性の良い疾患は多数あるが、オンライン診療が活用できる疾患は限定的である

診療報酬改定以前にオンライン診療が活用されてきた疾患　　　　　　　　□ オンライン診療料の対象疾患

内科系疾患

循環器	消化器	呼吸器	神経	代謝・内分泌	アレルギー・膠原病
高血圧 慢性心不全	慢性胃炎 潰瘍性大腸炎 逆流性食道炎 IBS 便秘症	COPD 喘息 睡眠時無呼吸 症候群 ニコチン依存	てんかん 認知症 めまい 頭痛	糖尿病 脂質異常症 甲状腺機能亢進 /低下症 高尿酸血症	スギ花粉症 アレルギー性鼻炎 膠原病

その他疾患

皮膚科	泌尿器科	整形外科	精神科	婦人科	小児科
アトピー性皮膚炎 尋常性ざ瘡 蕁麻疹 白癬 口唇ヘルペス 男性型脱毛症 びまん性脱毛症	過活動膀胱 前立腺肥大 勃起不全	骨粗鬆症 変形性膝・ 股関節症 関節リウマチ	パニック障害 強迫性障害 うつ病 不安障害 双極性障害 適応障害 不眠症	月経困難症 不妊治療 避妊相談 更年期障害	重症心身障害 発達障害 夜尿症

　さてこうした経緯もあって、2020 年 4 月の診療報酬改定では、オンライン診療はわずかではあるが規制緩和がなされた。まず 6 カ月ルールが見直され、オンライン診療を開始前の対面診療が、6 カ月から 3 カ月に短縮された。また、在宅医療で医師チームが交代で患者を診ている場合がある。こうした場合はそれまで患者を診たことのない医師がオンライン診療に加わるケースも出てくる。こうした在宅医療の場合や、また、医療資源の少ない地域を勘案して、「やむを得ない事情がある場合は、初診からオンライン診療も可能」とした。ただしこの場合も、患者同意のもとに事前に診療計画の中に、これらの医療機関を登録しておくことが必要とした。

　また、30 分ルールも、原則は当該医療機関が緊急時には対応することとするが、当該医療機関が緊急時に対応できない場合もある。この場合はあらかじめ事前に決められた医療機関が対応すればよいこととした。さらに、適応疾患も少しだけ拡張した。2020 年改訂では、オンライン診療に定期的に受診する「慢性頭痛」や「一部の在宅自己注射」の患者が加わった。

　また、遠隔連携診療料といって、希少疾患や専門性の高い疾患をオンライン診療するとき、患者同意のもとに、かかりつけ医のオンライン診療に遠隔地の専門医もオンライン参加ができるような仕組みを新設した。この場合、遠隔地の専門医は患者にとっては初診となる。このため患者同意をもとにあらかじめ診療情報を事前に当該の専門医に情報提供を行っておくことが条件となる。

　このように 2020 年 4 月の診療報酬改定ではオンライン診療はある程度、規制緩和の方向に進んだ。オンライン診療の初診不可ルールに関しても、上記のように規制緩和の動きが見られた。ただ、初診からオンライン診療ができるのは、以下に限定されている。在宅で行うチーム医療の場合、医療資源の少ない地域でやむを得ない事情がある場合、また、遠隔の専門医がオンライン診療に加わる場合に限定している場合などである。そしていずれも事前に患者同意やオンライン診療計画に記載することや、事前に診療情報を共有する

ことを条件として、初診患者でもオンラインが一部可能となった。

（5）新型コロナのパンデミックで大きく変わるオンライン診療

このオンライン診療における初診ルールが、新型コロナウイルスの 2020 年 1 月から始まったパンデミック第一波によって大きな争点となった。というのも、新型コロナウイルスのパンデミックによって、感染リスク低減のためオンライン診療への現場の期待が一挙に高まったからだ。発熱患者が病院や診療所の外来に集まって、待合室での通院中の患者の感染機会がかえって増える。こうした患者への感染を防ぐため、通院をオンライン診療に切り替えていくことが必要となったからだ。

その際、当該医療機関に受診歴のない初診患者でも、オンライン診療を認めるかどうかが規制改革推進会議で大きな争点となった。規制改革推進会議の主張は「受診歴のない患者でも初診からオンライン診療を認めれ

ば、通院を省け、患者も医療従事者も院内感染から守れる」というものであった。一方、厚労省は受診歴のある患者で高血圧などの慢性疾患であれば可能だが「受診歴のない患者は認められない」と説明に終始した。

これに対して 2020 年 4 月 2 日、規制改革推進会議の小林喜光議長（三菱ケミカルホールディングス会長）は「人類が経験したことのないようなことが起きている。あまりに生ぬるいというのが私の感覚だ」と不満を述べた。実はその前の 2020 年 3 月 31 日の経済財政諮問会議で、安倍晋三首相は「現状の危機感を踏まえた緊急の対応措置を規制改革推進会議で至急取りまとめてほしい」と指示が出されていたこともあり、小林議長のこの発言につながった。

しかし、この間も新型コロナの拡大は止まらない。患者と向き合う現場の医療従事者らから「オンライン初診で感染リスクを下げるべきだ」と切実な声が上がり、政府側にも伝えられた。

そして 4 月 2 日に設けられた規制改革推進会議の特命タスクフォースは首相官邸の意向を踏まえ、1 週間足

図表 2-3　オンライン診療の時限的規制緩和に関する概要について

	従来方式	時限的、特例的な措置
初診対面	必要	（1）当該医療機関に受診歴のない初診でも「感染により外来医療提供体制が極めて危機的な地域など」に限って、時限的にオンライン診療の初診を認める。 （2）定期受診中の患者に対し、新たな別の症状についてオンライン診療での初診を認める。 （3）過去に受診歴のある患者に対し、新たに生じた症状についての診療を行う場合にも、オンライン診療での初診を認める （4）受診歴のない患者であっても、かかりつけ医等からの情報提供を受けて、新たに生じた症状についての診療を行う場合は、オンライン診療の初診を認める。
診療実施計画書	必要	オンライン診療料を算定する場合は必要。ただし電話等再診料を算定する場合は不要
初診前3ヶ月の受診歴	必要	不要
疾患の適応	あり	なし （ただしオンライン診療には向き不向きがあることに留意すること）
全診療におけるオンライン診療の割合	1割以下とすること	割合の制限はなし
処方日数制限	原則90日以下	過去の診療歴やかかりつけ医からの情報がない場合は処方日数は、7日までに限定

診療報酬改定資料をもとに著者作成

らずでオンライン初診解禁を打ち出し、政府の正式決定につながった。

背景には規制改革推進会議の特命タスクフォースが、初診患者オンライン診療をしぶる厚労省や日本医師会を、新型コロナ感染拡大の非常時モードを楯に、押し切ったことが挙げられる。

この結果、厚生労働省は4月10日に事務連絡「新型コロナウィルス感染症の拡大に際しての電話や情報通信機器を用いた診療等の時限的・特例的な取り扱いについて」を発出することになった。これをもとに診療報酬も見直された。

見直しのポイントについて図表2-3に従来方式と時限的緩和措置と従来の方式を対比してみた。

このように新型コロナウイルス感染を防止するために、臨時特例的に「電話や情報通信機器による初診」を認めることになった。その初診料は214点とアップし、4月10日に持ち回り開催された中央社会保険医療協議会・総会で了承された。図表2-4にこれまでの点数との対比表を示す。

まず「初診」については、通常の初診料288点ではなく、臨時特例的に「214点」となった。これは紹介率・逆紹介率の低い特定機能病院等で算定する初診料と同じ点数だ。「対面による初診」に比べて、得られる情報が限られ、提供できる医療内容が限定される点を考慮し、対面よりやや低い点数を設定した。

ただし、医薬品の処方を行う場合には通常の処方料（内容や種類に応じて42－18点）や、処方箋料（同68－28点）などを算定することが可能だ。

なお、例えば、高血圧症治療で継続的に医療機関を受診している患者が、発熱や頭痛などで電話・情報通信機器等によって診療を求めたなどの場合には、従来は初診に相当したが、今回は初診扱いとはせず、診療報酬上は電話等再診料（73点）を算定することになった。また、こうした電話・情報通信機器等を用いた臨時特例的な診療を行う医療機関は、毎月、個別患者ごとの診療内容等の状況を都道府県に報告することが求められる。厚労省では、都道府県に報告された情報を集計・分析し、原則として3カ月ごとに検証を行うこととし

図表2-4　初診オンラインに伴う診療報酬について

	従来方式	時限的特例的措置
初診料（電話または情報通信機器利用した場合）	存在せず	214点
電話等再診	73点	73点
オンライン診療料	71点	71点
医学管理料（電話または情報通信機器利用した場合）※月1回のみ※電話を利用した場合は算定対象となる医学管理料の限定あり	100点数不可	147点※電話を利用した場合も算定可能

診療報酬改定資料をもとに著者作成

ている。

　今回、新型コロナウイルスのパンデミックを契機に、規制改革推進会議により拡大されたオンライン診療は、あくまでも時限的臨時的な措置とはいえ、今後のオンライン診療の普及促進に大きな一石を投じたと言えよう。

3．デジタル完結3点セット
〜オンライン診療、電子処方箋、オンライン服薬指導〜

　本項では規制改革推進会議の医療・介護ワーキンググループで取り上げられた「デジタル完結3点セット」と呼ばれる、「オンライン診療」、「電子処方箋」、「オンライン服薬指導」のこれまでの経緯と今後の課題について見ていこう（図表2-5）。

　さて、内閣府の規制改革推進会議（議長：小林喜光・三菱ケミカルホールディングス会長）は経済社会の構造改革を進める上で必要な規制の在り方の改革を審議している。このワーキンググループの1つである医療・介護ワーキンググループ（座長：大石佳能子・メディヴァ社長）でも今回のデジタル完結3点セットが2021年3月に取り上げられた。

（1）オンライン初診を突破した規制改革推進会議

　オンライン診療については前項で述べたように2020年4月、新型コロナの感染拡大の渦中に規制改革推進会議の特命タスクフォースが、これまで認められていなかった「初診からのオンライン診療」を突破したことが大きな話題となった。まずこの経緯をもう一度おさらいしておこう。

　オンライン診療は、医師法20条の「対面診療の原則」により長らく認められてこなかった。しかし、1997年の旧厚生省事務連絡により「遠隔診療はあくまで直接の対面診療を補完するものとして行うべきもの」として「離島、へき地、慢性疾患などの病状が安定している在宅患者など」をその対象として例示したのが始まりだ。2003年には厚労省も事務連絡で同様に遠隔診療を追認している。2018年3月には厚労省は「オンライン診療の適切な実施に関する指針」で「初診は原則対面診療」と明記した。そして2018年4月診療報酬改定でオンライン診療料を新設する。しかし、その要件では初診からのオンライン診療は認めず、適応疾患も生活習慣病等に限定し、外来医療、在宅医療においてのみ認めることとした。ただし、30分ルール、3カ月ルール、6カ月ルール、12カ月ルールなどさまざまな要件で縛りをかけた。次の2020年4月診療報酬改定では、対象疾患やその他の要件の若干の緩和を行うにとどまった。

　この4月の診療改定に新型コロナ感染拡大の波が襲

図表 2-5　デジタル完結3点セット

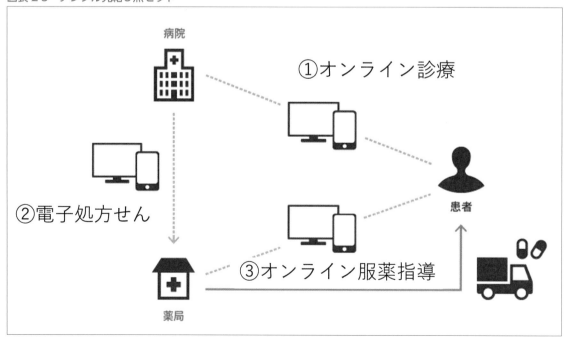

①オンライン診療
②電子処方せん
③オンライン服薬指導
病院
患者
薬局

う。その中で規制改革推進会議の主張は「初診からオンライン診療を認めれば、通院を省け、患者も医療従事者も院内感染から守れる」というものだ。一方、厚労省は、オンライン診療は受診歴のある患者で高血圧などの慢性疾患であれば可能だが「受診歴のない患者のオンライン診療は認められない」との説明に終始し、議論は暗礁に乗り上げた。しかし、この間も新型コロナの拡大は止まらない。患者と向き合う現場の医療従事者らからも「オンライン初診の解禁で感染リスクを下げるべきだ」と切実な声が上がり、政府側にも伝えられた。

そして 2020 年 4 月 2 日に設けられた規制改革推進会議の特命タスクフォースは首相官邸の意向を踏まえ、なんと 1 週間足らずでオンライン初診解禁を打ち出す。

そしてそれが、2020 年 4 月 10 日の事務連絡「新型コロナウィルス感染症の拡大に際しての電話や情報通信機器を用いた診療等の時限的・特例的な取り扱いについて」のいわゆる「0410 通知」につながった。この

0410 通知により、初診からのオンライン診療、対象疾患の拡大などが認められることになった。図表 2-6 にこれまでのオンライン診療の経緯をまとめた。

この背景には規制改革推進会議の特命タスクフォースが、初診患者のオンライン診療をしぶる厚労省や日本医師会を、新型コロナ感染拡大の非常時モードを楯に、押し切ったことが挙げられる。

さらに 2020 年 10 月には田村憲久厚労相、河野太郎規制改革担当相、平井卓也デジタル改革担当相の関係 3 閣僚による「初診を含めたオンライン診療の原則解禁」を公表し、コロナ以降も恒久化することとした。これを受けて現在、オンライン診療の恒久化に向けた検討が 2021 年夏をめどに進んでいる。検討では、初診を含めたオンライン診療の事前説明と同意、研修の充実と必須化、受診歴のない患者の取り扱い、事前トリアージなどの議論が進んでいる（図表 2-7）。この検討の過程についても医療・介護ワーキンググループではフォローアップの対象としている。

図表 2-6　オンライン診療の政府方針・運用を巡る経緯

年月	TOPIC
1997年12月	**旧厚生省事務連絡により遠隔診療が医師法の無診察診療に該当しない考えを提示** 「遠隔診療は、あくまで直接の対面診療を補完するものとして行うべきものである」 ・対象を例示（離島、へき地。慢性期疾患の患者など病状が安定している患者（在宅患者））
2003年3月	対面診療と適切に組み合わせて行われるときは、遠隔診療によっても差し支えないことを確認（厚労省事務連絡）
2015年8月	離島、へき地があくまで例示であることを確認（厚労省事務連絡）
2018年3月	「オンライン診療の適切な実施に関する指針」策定　初診は原則対面診療
2018年4月	2018年度 診療報酬改定　オンライン診療料等を新設
2020年2月	**新型コロナウイルス感染症対応** ・新型コロナウイルス感染症疑い患者に対し初診からオンラインで行うことは困難（遠隔健康医療相談とオンライン受診勧奨は可） ・慢性疾患を有する定期受診患者に対し、オンライン診療を行って電話等再診を算定し、処方を行うことが可能
2020年4月	**2020年度 診療報酬改定** ・オンライン診療料等の要件の見直し、対象患者の拡大 ・オンライン服薬指導の評価（2020/9〜）
2020年4月	**初診対面原則の時限的・特例的対応** 以下のケースについて対応可能（情報通信機器、電話とも） 1 既に診断され、治療中の慢性疾患で定期受診中の患者に対し、新たに別の症状についての診療・処方を行う場合 2 過去に受診履歴のある患者に対し、新たに生じた症状についての診療・処方を行う場合 3 過去に受診履歴のない患者に対して診療を行う場合（初診対面原則の緩和） 4 過去に受診履歴のない患者に対し、かかりつけ医等からの情報提供を受けて、新たに生じた症状についての診断・処方を行う場合
2020年10月	**関係3閣僚が「初診含めたオンライン診療の原則解禁」で合意** 田村憲久厚労相、河野太郎規制改革担当相、平井卓也デジタル改革担当相が、映像によるオンライン診療を初診を含め原則解禁することで合意

出典：日医総研リサーチエッセイ No.80（2020 年 5 月 13 日）資料を改変

図表 2-7　今後のオンライン診療に関する検討のスケジュール（案）

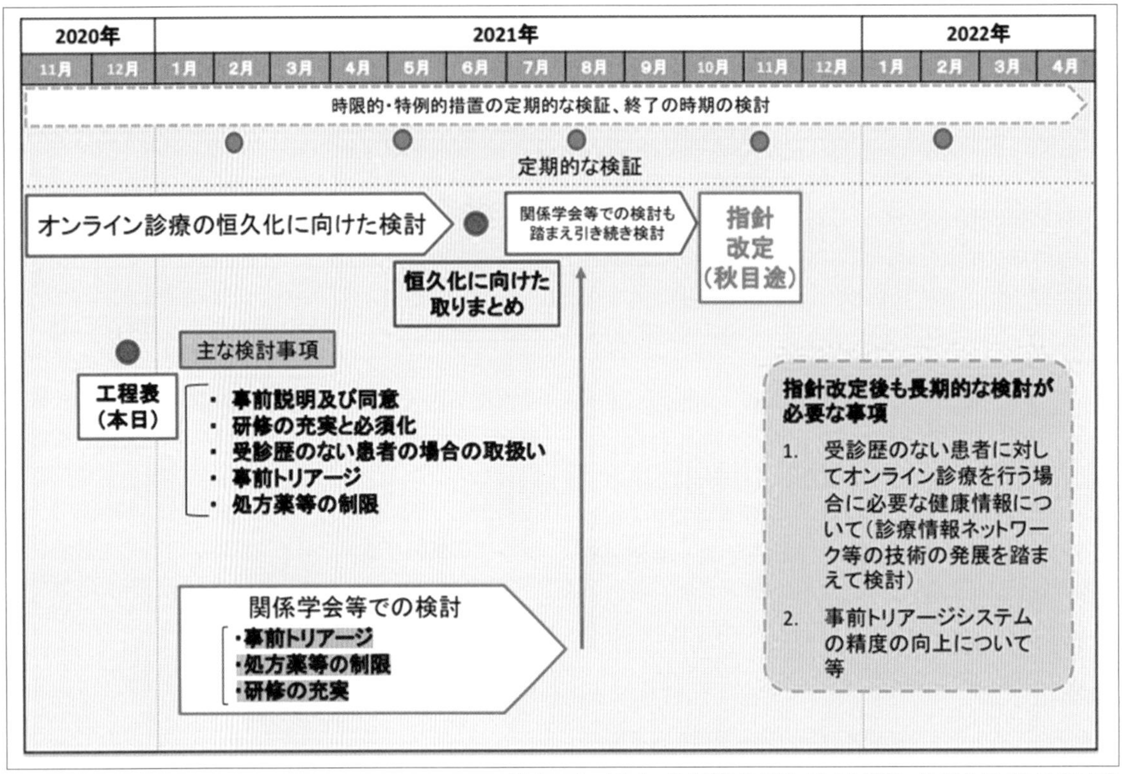

出典：オンライン診療指針見直し検討会資料（2020年12月21日）

（2）電子処方箋

次に電子処方箋について見ていこう。医療・介護ワーキンググループでは 2021 年 3 月に遅々とし進まない電子処方箋の課題を取り上げている。

電子処方箋の議論は 2008 年の医療情報ネットワーク基盤検討会で「電子処方箋の実現について」から始まった。この検討会では期待される処方箋電子化のあり方、処方箋電子化によるメリットと生じる課題などを検討した。そして 2016 年 2 月の医療情報ネットワーク基盤検討会で「電子処方箋運用ガイドライン」の検討が具体的に始まった。検討会では電子処方箋管理サーバー、HPKI（保健医療福祉分野の公開鍵基盤）、電子処方箋引き換え券が議論された。

電子処方箋の運用には電子処方箋の管理サーバーが必要だ。検討会では地域医療連携ネットワークが構築・運用する電子処方箋サーバー（ASP サーバー）に医療機関が電子処方箋を登録し、薬局が取得する方法で行うことを想定していた。しかし「現在、200 カ所以上運用中の地域医療連携ネットワークごとに ASP サーバーを置のか？」、「その ASP サーバーの構築や運用経費はだれが払うのか？」、また、医師の電子処方箋の登録及び薬剤師の取得においては、HPKI を利用し、登録者・取得者の認証と証明書付き電子処方箋として運用する。しかし、電子署名に必要な HPKI カードの運用があまりに煩雑で実際には HPKI カードの普及が進んでいないことが課題だ。HPKI 医師認証は 2021 年 2 月時点で全医師の 5.5％にしか普及していない。また、HPKI 薬剤師認証は 2020 年 3 月で 540 件しか普及していないという。さらに、患者が薬局に薬を取りに行くときに処方箋の代わりに紙媒体の電子処方箋引換証を取りにいかなくくはならない。これでは何のための電子処方箋であるか分からないことが問題となった。

こうした課題を受けて 2019 年 9 月の「電子処方箋の円滑な運用に関する検討会」では、以下の見直しを提案している。紙媒体の電子処方箋引換証を必要とする運用の見直し。具体的には電子処方箋引換証については、紙か電子媒体で QR コードや処方内容などが記された「アクセスコード」を発行する。また、電子処方箋管理サーバーはクラウドを活用したシステムを構築する方向性を示した。その他電子版お薬手帳等との連携についても提言している。

以上の検討会の報告等を受けて、2020 年 3 月より「健

図表 2-8　電子処方箋システム

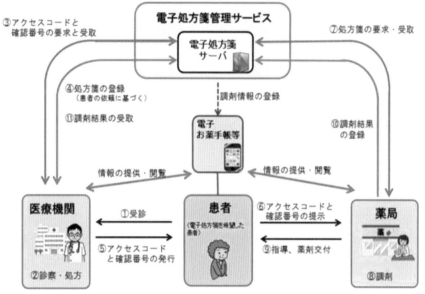

電子処方せん管理サービスは支払基金、国保中央会のサーバを使用する

健康・医療・介護情報の利活用に関する検討会資料（2020年11月9日）

康・医療・介護情報の利活用に関する検討会」（座長：森田朗・津田塾大教授）が発足して、電子処方箋については以下のような方向性で検討が進んでいる。まず、電子処方箋管理サーバーは支払基金、国保連のサーバーを使用することとしている。

これに関して 2021 年 3 月の医療・介護ワーキンググループでも、以下の議論がなされた。支払基金、国保連の医薬品情報はレセプト情報に依存しているので、1.5 カ月のタイムラグが生じる。電子処方箋管理サーバーでは、医薬品の重複投与などの検出を行うには「直近の処方データを参照することができない」という意見がでた。

また HPKI も課題だ。医療・介護ワーキンググループでも「現状では処方箋に医師の三文判を押印しているのが実態だが、これが電子処方箋になると HPKI という実印レベルの規制をかけるのはいかがなものか？」「医師の所属する医療機関や薬剤師が所属する保険薬局が機関登録していればより簡易な医師確認と薬剤師確認で済むのではないか？」、「HPKI の他に、認定特定認証事業者の電子署名やクラウド型電子署名を活用すべき」

などの意見が出された（図表 2-8）。

（3）オンライン服薬指導

次にオンライン服薬指導について見ていこう。オンライン服薬指導についても長らく対面での服薬指導が義務付けられていた。これを 2015 年の日本再興戦略において「特例として国家戦略特区でのテレビ電話を活用した服薬指導が可能になるよう、法的措置を取る」という方針が出された。これを受けて 2018 年の国家戦略特区で、愛知県、兵庫県養父市及び福岡市におけるテレビ電話による服薬指導の実証実験が行われた。

この実証実験を受けて 2019 年 12 月改正薬機法施行により、「服薬指導について、対面義務の例外として、一定のルールの下で、テレビ電話等による服薬指導を規定」することが決まり、2020 年 9 月 1 日に施行されることになった。改正薬機法に基づくオンライン服薬指導には、オンライン診療時と在宅訪問診療時の処方箋に基づく服薬指導の 2 つがある。いずれの場合でも対面服薬指導を行った患者に限定され、当該薬局において調剤したものと同一内容の薬剤について行うこと

図表 2-9　オンライン服薬指導と 0410 対応

	オンライン服薬指導	0410対応
処方箋の種類	外来診療　× 在宅診療（初診は×） オンライン診療（初診は想定していない）	基本的に全て○ （一部例外の症例あり）
服薬指導の実施	初回は×（対面のみ） 継続した処方では、対面とオンラインを組み合わせて実施	制限なし
通信方法	映像と音声の両方（音声のみは不可）	音声のみ（電話）も可
薬剤師	原則として同一の薬剤師が実施	かかりつけ薬剤師・薬局など、患者の居住地にある薬局が行うことが望ましい
薬剤の種類	従前に処方したことがある薬剤と同一薬剤である	要件なし（ただし、医師の処方制限あり）
調剤の取り扱い	処方箋原本の到着をもって調剤が可能	医療機関からのファクシミリ情報などで調剤可能。処方箋原本は医療機関より事後送付。

著者作成

とされた。

　ところが、改正薬機法施行前に、コロナ渦の 2020 年 4 月 10 日の新型コロナ対応のための時限的な特例措置［0410 通知］で一挙に事態が変わる。それまでの改正薬機法に基づくオンライン服薬指導は、オンライン診療と在宅訪問診療の処方箋に限定されていたが、これが 0410 通知では基本的にすべての処方箋に変更された。また、画像と音声でなくとも電話のみでも可となった。また、従前に処方したことがある薬剤と同一でなくとも可となった。さらに、原則として服薬指導は同一の薬剤師が実施することが、かかりつけ薬剤師・薬局など患者の居住地にある薬局が行うことが望ましいとなった。図表 2-9 に薬機法改正に基づくオンライン服薬指導と 0410 通知によるオンライン服薬指導の対比を示す。

　さて新型コロナで始まったオンライン服薬指導の臨時的措置の恒久化については、2020 年 12 月の規制改革推進会議と国家戦略特別区域諮問会議の合同会合で、「オンライン診療・服薬指導の恒久化は 2021 年夏を目途にその骨格を取りまとめた上で、実施に向けた取り組みを進めるとしている。また、電子処方箋については 2022 年夏の運用開始を目指している。

　規制改革推進会議が突破したオンライン診療・オンライン服薬指導の 2021 年夏の恒久化へ向けて、さらに電子処方箋の 2022 年夏の運用開始によりデジタル完結 3 点セットが完成することになる。デジタル完結 3 点セットの今後の行方に注目したい。

4．プログラム医療機器（SaMD）ラグ

　2020 年 8 月、株式会社キュア・アップ（東京都中央区：佐竹晃太代表取締役社長）は、「CureApp SC ニコチン依存症治療アプリ及び CO2-10 チェッカー」（以下、キュア・アップ禁煙アプリ、図表 2-10）について、厚生労働省より薬事承認を取得したと発表した。また、同アプリは 2020 年 11 月に中医協で保険適用の承認を受けた。同社は現在さらに、非アルコール性脂肪肝炎（NASH）治療アプリ、高血圧治療アプリを開発中との

ことだ。さらに、2020年9月には心電図機能を搭載したアップルウォッチが承認されるなど、2020年はわが国におけるプログラム医療機器（SaMD：Software as Medical Devices、サムド）のスタート元年となるだろう。

プログラム医療機器（SaMD）については、2020年10月、11月、12月の規制改革推進会議医療・介護ワーキンググループでも取り上げて検討が進められている。本項では、プログラム医療機器（SaMD）とは何か、そして、わが国における開発の遅れと、開発をはばむわが国の承認体制について見ていこう。

図表2-10　CureApp SC

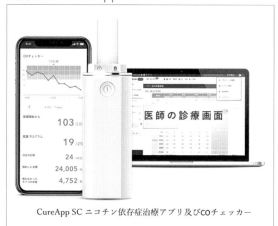

CureApp SC ニコチン依存症治療アプリ及びCOチェッカー

（1）プログラム医療機器（SaMD）とは？

2014年に薬事法が薬機法（「医薬品、医療機器等の品質、有効性及び安全性の確保等に関する法律」）に変わり、それまで医療機器の定義が変わった。それまでの旧薬事法では医療機器はハードウエアのみを対象としていたが、新たな薬機法でソフトウエア単体でも以下のように「プログラム医療機器」と定義し、流通可能とした。プログラム医療機器は、「医療機器の範囲にプログラムまたはこれを記録した記録媒体を含めて」定義した。そして、2016年にはプログラム医療機器ガイダンスを公表した。しかしこのガイダンスはCTやMRIなどの画像診断機器の画像の加工処理プログラムを想定したガイダンスであった。

一方、欧米先進国では2010年ごろよりプログラム医療機器の開発が進み、これらの医療機器はSaMDと定義されている。SaMD（サムド）とは「医療機器としてのソフトウエアのことで、ハードウエア医療機器の一部ではなく、1つ以上の医療目的で使用するためのソフトウエアのことで、単体で医療機器として機能する」（International Medical Device Regulators Forum、2013年）と定義し、従来から広く使われている医療機器の一部の役割を担うソフトウエアと区別した。

また、米国ではSaMDはデジタル治療機器（デジタルセラピューティクス）とも呼ばれている。デジタル治療機器は、米国のデジタル治療の普及促進を図る非営利団体のデジタル治療アライアンスが以下のように定義している。「デジタル治療機器は、エビデンスに基づき臨床的に評価されたソフトウエアを使用して、患者に直接治療的介入を提供し、行動、精神、身体の疾患や障害の幅広いスペクトルの治療、管理、予防にあたる。これらの治療法は、単独、もしくは薬物療法、機器、その他の治療法と組み合わせて使用され、患者のケアと健康状態を最適化する」。言い換えるとデジタル治療とは、従来の治療法に代わる、またはそれを補完する、「科学的根拠に基づくソフトウエア」を使った治療手段のことである。多くの場合、スマートフォンやタブレット端末などのモバイル機器のアプリの形をとっている。このため治療アプリとも呼ばれている。

これまでの広義の「健康アプリ」、例えば、睡眠アプリやジョギングなどの運動を記録する運動アプリも、同じカテゴリーに含まれる。しかし、デジタル治療機器との最大の違いは、デジタル治療機器は薬事承認を受けた医療行為であり、医師の処方を必要とし、睡眠アプリなどの日々の健康記録をつける性質のアプリとは区別されるということだ。なお、2020年9月に承認を取得した米国のアップルウオッチ心電図アプリも広くはこの健康アプリに属する。

（2）禁煙治療アプリの承認審査

冒頭のキュア・アップ禁煙アプリは、患者が自分の気分や服薬状況、呼気中の一酸化炭素（CO）の濃度の数値を、スマホを使ってアプリに入力すると、患者に個別化された治療ガイダンスがアプリで配信される。例えば、患者が「たばこを吸いたくなった」とアプリに入力すると、アプリを通じて「ガムを嚙（か）みましょう」「部屋の掃除をしましょう」などと具体的な行動が提案される。

キュア・アップ禁煙アプリは、2017年10月〜2018年12月にわが国で第三相臨床試験（治験）を行い、禁煙外来においてデジタル治療アプリを用いた介入群と、アプリを用いない対象群の禁煙継続率を、ランダム化比較試験した。その結果、治験開始後24週目

の継続禁煙率について、デジタル治療アプリを使用した介入群は 63.9%（182/285 例）で、対象群は 50.5%（145/287 例）となり、介入群は約13 ポイント上回った。介入群の対照群に対するオッズ比は 1.73 であり、統計学的な有意差を示し、PMDA の承認を受けた。

（3）SaMD は米国から始まった

　さて、SaMD はもともと米国で2010 年よりスタートした。米国での世界最初の SaMD は、2010 年に米国 FDA（食品医薬品局）から承認されたウェルドック社の Bluestar（図表 2-11）である。このアプリは、１型及び２型糖尿病患者の自己管理を支援するアプリである。患者が日々の血糖自己測定値をアプリに入力すると、個々人の状態に応じた食事指導や運動を促すメッセージが発信される。また、服薬記録によるアドヒアランスの向上機能もあり、患者の自己管理を支援する。

　同アプリは２型糖尿病患者 163 名を対象とした臨床試験において、ヘモグロビン A1c 値が通常治療を受けたグループよりも１年間で 1.2 ポイントも減少することが示されている（図表 2-12）。ヘモグロビン A1c が1.2 ポイントも下がれば医薬品ならば画期的新薬扱いだ。このため BlueStar は通常の医薬品と同様に医師が処方しており、米国の複数大手保険会社が保険償還の対象としている。

　BlueStar の承認を皮切りに、米国では治療用アプリを手掛ける企業の参入が相次ぎ、多くの SaMD が米国食品医薬品局（FDA）の承認を得ている。例えば、ピア・セラピューティクス社の reSET は、薬物依存症治療を

図表 2-11　BlueStar

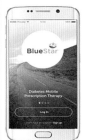
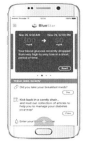
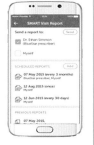

図表 2-12　BlueStar で HbA1c が 1.2 ポイントも低下

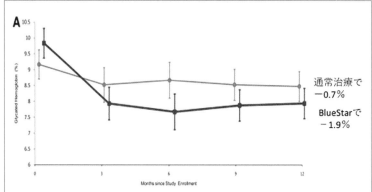

Charlene C. Quinn et al.**Cluster-Randomized Trial of a Mobile Phone Personalized Behavioral Intervention for Blood Glucose Control** Diabetes Care. 2011 Sep; 34(9): 1934–1942.

行う治療アプリである。患者に認知行動療法のレッスンを行うことで、アルコール・コカイン・マリファナ等の薬物中毒治療を行う。同じくピア・セラピューティクス社の Somryst は慢性不眠症の治療アプリである。また、同社は統合失調症の治療アプリも開発中とのことだ。アキリ・インターラクティブ社の EndeavorRxは、小児の注意欠如多動性障害（ADHD）治療のための、世界初のゲーム機能を持つデジタル治療アプリである。また、同社では大うつ病性障害のデジタル治療を開発中とのことだ。さらに、クリックセラピューティクス社は大うつ病、不眠症、禁煙アプリを開発中とのことだ。

　プロペラ・ヘルス社の Propeller は喘息・COPD 向けの服薬時の状況や、使用頻度の管理を行う治療用アプリで、臨床試験で効果を示し、FDA の認可を取得している。

　こうした海外のデジタル治療開発企業と日本国内の製薬企業のアライアンスも進んでいる。例えば、アステラス製薬は 2019 年 11 月に、ウェルドック社のBlueStar を日本や一部のアジア地域で商業化する契約を同社と締結したと発表した。また、ウェルドック社と共同で糖尿病以外の複数の疾患を対象としたデジタル治療の開発も目指すとしている。塩野義製薬はアキリ・インタラクティブ社と ADHD や自閉スペクトラム症向けの治療用アプリのライセンス契約を締結した。また、大塚製薬は 2019 年１月に、大うつ病性障害を対象とした治療アプリを開発する米クリックセラピューティクス社と提携したと発表した。日本においても、海外の SaMD の導入に向けた動きが活発化している。

（4）SaMD ラグ

しかし、日本国内での SaMD の開発・普及には課題もある。その課題については、2020 年 11 月の規制改革推進会議医療・介護ワーキンググループでも指摘された。

ワーキンググループでヒアリングを行った MICIN 社の担当者の資料によると、日米の SaMD の承認品目数は日本の承認数は米国のわずか 5 分の 1 と、そのラグは際立っている（図表 2-13）。この SaMD ラグについては、当日参加していた河野太郎規制改革担当大臣も問題視した。

このように国内での SaMD の開発承認は遅れている。課題はわが国における SaMD の開発・承認・保険償還に関する制度環境の遅れと、その整備にある。

前述したように、日本では薬事法が 2014 年に改正され、改正前は医療機器のソフトウエア部分は医療機器と一体として規制しており、ソフトウエア単体では薬事法の規制対象となっていなかった。これを薬機法ではソフトウエアを単体で流通することを可能とし、「医療機器プログラム」として規制対象とすることにした。

そして、2016 年にそのガイダンスも公表した。しかし、ガイダンスは画像診断機器の画像の加工処理プログラムを想定したものであった。このガイダンスにより 2016 年 4 月から保険適応となったのが、株式会社アルムが開発した医療関係者間の画像情報共有アプリ「Join」である。救急の現場などで、医師同士がスマホで患者の CT や MRI 画像を共有できるソフトはこれまでの救急医療の質を大きく改善するものとなった。

さて、キュア・アップ禁煙アプリが承認されたことを契機に、今後は治療プログラムやソフトについてのガイダンスを整備する必要がある。さらに、今後、医療機器としての SaMD が医療機器として、どのクラス分類に相当するのか、その薬事承認に当たってのエビデンスレベルや、保険償還方式についても検討する必要がある。

（5）欧米先進国の SaMD ガイダンス

一方、米国ではすでに SaMD に関連するガイダンスを発行している。2013 年には、FDA が「Mobile Medical Applications（MMA）」というガイダンスを公表し、健康アプリと FDA が統括する SaMD との明確な線引きを行い、開発を促進する方針を明確にし

図表 2-13　SaMD ラグ

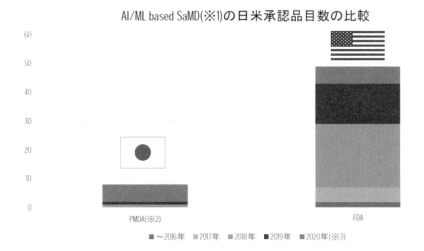

図表2-14　英国NICEのデジタルヘルス技術のクラス分類

クラス	カテゴリー	事例
1	システムサービス	電子処方せんシステム、電子カルテなど
2	情報提供	健康増進に向けたレシピ等の情報提供 シンプルなモニタリング（フィットネスウェアラブル、症状記録ツール） コミュニケーション（医療従事者とのビデオチャットツール）など
3a	行動変容 自己管理	行動変容（禁煙、減量） 自己管理（医療従事者と連携するデータ記録・送信ツール）
3b	治療 アクティブモニタリング 予測 診断	治療（メンタルヘルス治療） アクティブモニタリング（インプラントやセンサー等と連携しリモートモニタリングを行うもの） 予測（早期予兆検知） 診断（臨床データを用いた診断ツール）

英国保健省NICE「Evidence Standards Framework for Digital Health Technologies」2019年3月

た。

　並行して「Software as a Medical Device（SaMD）の臨床評価に関するガイドライン」も整備され、多くのIT企業が医療という異分野に挑戦できるステージが整えられた。実際、これ以降、デジタル治療分野への投資額が急増している。

　また、英国保健省配下である国立医療技術評価機構（NICE）では、デジタルヘルス機器の開発者に、「NHSがどのように決定を下すのか」「標準的なエビデンス」についてのアドバイスを提供したガイダンス「Evidence Standards Framework for Digital Health Technologies」を2019年3月に公表している。この中で、デジタル治療機器の認証に必要なエビデンスレベルを「有効性」「経済的インパクト」の両面から定義している。これにより企業がデジタル治療の開発参入を行うための指針としている。

　具体的には、以下のように機能クラス分類がなされ、それぞれのエビデンス明らかにされている（図表2-14）。

　上記の基準から、「デジタル治療機器」はクラス3a やクラス3bに該当すると考えられるが、このクラスの場合は次ページの図表のようにエビデンスを必要とすることや、示すべきアウトカムの項目とともに明示されている（図表2-15）。

　またドイツでは、デジタルサービス新法が2019年11月に成立した。この法律は医療のデジタル化拡大を意図している。同法はデジタル治療アプリの処方と保険償還の方針を示したものだ。この法令の中で、治療用アプリは低リスクの医療機器（クラスⅠまたはⅡa）に分類し、その試行段階から健康保険による償還を認めている。

　まず償還に先立ち、ドイツ連邦医薬品・医療機器機関（BfArM）は、治療アプリの安全性、機能性、品質、データセキュリティ、データ保護について確認しなければならないとした。さらに、治療用アプリのメーカーはそのアプリが患者の健康に及ぼすポジティブな効果を1年間の試行期間中に実証しなければならない。メーカーはこの試行期間中に保険者との間で仮の価格を自由に設定することが認められている。そして1年後、治療用アプリにポジティブな効果が実証されれば、公的保

図表 2-15　デジタル治療機器の機能分類とエビデンス基準（英国 NICE）

クラス	カテゴリ	ミニマムエビデンス基準	ベストプラクティス基準
3a	効果の提示	関連するアウトカムを示す質の高い観察研究または準実験的研究。これらの研究は比較データを提示すべきである。	比較群を組み込んだ質の高い介入研究（実験的または準実験的デザイン）で、関連するアウトカムの改善を示すもの。
	適切な行動変容手法の利用	使用されるデジタル治療アプリが以下の通りであることを示すことができる。 - 認知された行動変容理論と推奨される実践との整合性（NICE や関連する専門機関のガイダンスに沿ったもの）。 - 対象となる人たちに適していること。	使用されているデジタル治療アプリが以下のものであることを示す質的または量的証拠が公表されている。 - 公表され、認められている効果的な行動変容技術に基づいている - 推奨されている実践に沿っている - 対象となる人々に適切である。
3b	効果の提示	比較群を組み込んだ質の高い介入研究（実験的または準実験的デザイン）で、関連するアウトカムの改善を示すもの。	英国の医療および地域ケアシステムに関連する設定で実施された、質の高い無作為化比較試験または研究で、デジタル治療アプリを関連する比較対照薬と比較し、検証された条件固有のアウトカム指標を使用して、対象集団の臨床転帰を含めて一貫した有益性を実証したもの。あるいは、デジタル治療アプリに関する十分な研究がある場合には、無作為化比較試験のメタアナリシスを十分に実施すること。

出典：英国保健省 NICE「Evidence Standards Framework for Digital Health Technologies」2019 年 3 月

険が正式収載され、最終的な償還額が決定することになる。このようにドイツのデジタルヘルス新法は、極めて野心的にデジタル治療アプリの開発導入を支援しようとしている。

わが国でもこうした欧米の事情を鑑み、より迅速な SaMD の開発と保険収載への道を開くべきと考える。

5. リアルワールド・データの民間利活用

2014 年に都内で英国のコンサル会社が主催して開催した日本初の「リアルワールド・データ・ジャパン」というカンファレンスに、著者は参加した。会場のホテルには製薬メーカーの担当者が 200 名近く集まって大盛況で、この領域の関心の高さがうかがわれた。

規制改革推進会議でもこうした医療ビッグデータであるリアルワールド・データ（Real world Data：RWD）の民間利活用やデータベース間の統合について討議している。

2018 年 12 月の規制改革推進会議医療・介護ワーキンググループで、経団連は「ナショナルレセプトデータベース（NDB）ばかりではなく、健康情報など、個人が生まれてから亡くなるまでのライフコース全般にわたる情報が連結・分析できる情報基盤の構築が不可欠」と訴え、「こうしたデータベース基盤を民間企業も分析できる情報基盤とすべき」とした。

そして、製薬企業など民間企業がデータベース利活用することで「疾病の発症前後の治療実態の把握や、ワクチン予防の効果が確認可能となり、予防・先制医療や個別化医療の実現に貢献できる」としている。

本項ではこうしたリアルワールド・データ（RWD）について見ていこう。

（1）リアルワールド・データ関心の高まりの背景

そもそも RWD とは何だろうか？　RWD とはまだ

明確な定義がなされていないが、冒頭のカンファレンスでは、「診療録、健診データ、レセプトデータなどの実診療行為に基づくデータのことで、患者報告アウトカム（Patient Reported Outcome：PRO）や、患者QOLデータセットも含むデータ」と定義づけられた。また、これらのデータベース、データセットから導かれるエビデンスをReal World Evidenceとも言うこととした。RWDの背景には医療関連情報が電子化され、大量のデータベースが形成されたこと、また、データをデータベースに格納し、分析するデータベース技術の進歩がある。

さて、医薬品関連のRWDなどのデータを用いた研究に関する関心はとくに欧米で高いようだ。まず、ヨーロッパでは医薬品承認に当たって規制当局に提出するデータとして、1990年代の後半以降、QALY（質調整生存年）などを用いた医療技術評価（Health Technology Assessment：HTA）のデータの提出が必須化されるようになった。このHTAデータの提出に当たっては、同時に関連のRWDから抽出した医薬品疫学データ等も提出することが求められる。このことからまず、ヨーロッパにおいて医薬品承認時の規制当局への提出資料としてRWDに対する関心が高まった。

また、RWDは医薬品の市販後調査においても威力を発揮する。医薬品の治験において扱う症例数は、たかだか数百〜数千例である。これに対して市販後は一挙に数万〜数十万人という規模に症例数が膨れ上がる。こうした症例数でも電子カルテやレセプトデータを結合したRWDを使い、そして、最近の情報処理技術を使えば短時間で一挙に患者有害事象の抽出処理を行い、医薬品の安全性や効果情報を集めることができる。例えばこの例としては、糖尿病薬のピオグリタゾン塩酸塩の膀胱がんリスクについて、フランス保健製品衛生安全庁（AFSSAPS）が行った調査研究が有名だ。同調査研究ではRWDを用いてピオグリタゾン塩酸塩の使用例には膀胱がんの発症頻度が高いことを検出したのだった。

一方、米国ではヨーロッパのQALYを用いるHTAに対して、医療技術を患者や医師の視点から比較研究するCER（Comparative Effectiveness Research）の手法が盛んだ。このCERでは、患者報告アウトカム（Patient Reported Outcome：PRO）や、医師の視点から医療の質や効果を測定する手法を用いて医療技術評価を行う。この米国のCERで用いている患者報告アウトカムや、患者QOLデータセットもRWDの一部といえる。このため米国でもこうした観点からRWDの活用が盛んになったといえる。このように欧米では医療技術評価に対する視点が若干異なるものの、RWDが医療技術評価への活用を軸としてスタートし、発展してきたという背景がある。

（2）わが国のナショナル・データベース（NDB）

さて前置きが長くなったが、本項ではこのRWDの日本における現状と医薬品業界への活用の実態、そして、規制改革推進会議の関わりについて振り返ってみよう。

さて、わが国でも医療・医薬業界でRWDが注目されてきた。ただしそれは欧米に遅れること15、6年以上、2011年のころからである。この背景には2011年度からスタートしたナショナル・データベース（以下、NDB）があることは間違いないだろう。NDBは全国の医療機関にレセプトの電子化が義務付けられた結果、毎年およそ16億件のレセプトデータを蓄積し、その累積は2018年度末で148億件という世界最大の巨大データベースに成長してきた。こうした実診療データの巨大データベースであるNDBの構築が、わが国の医療・医薬品業界においてもRWD活用に対する期待の高まりの背景にある。

しかし、この基礎となったレセプトの電子化への道は決して平坦なものではなかった。実はその電子化の歴史は1983年に旧厚生省が策定した「レインボープラン」にまでさかのぼる。このレインボープランでレセプト電子処理の方針を厚生省が打ち出す。しかし、当時のマスコミが「不当・不正請求の排除が目的である」と書き立てたため、医師会の反発を招いて、この計画は頓挫した。これでレセプト電子化は、20年は遅れたといわれている。こうした曲折はあったが、2015年には医科、歯科ともほとんど100％近いレセプト電子化をなんとか達成する（図表2-16）。

実はこのレセプト電子化にも規制改革会議の働き掛けがあった。規制改革会議の年譜でみたように、小泉内閣のときの2001年の総合規制改革会議第一次答申のときにレセプトの電子化とオンライン申請の促進を答申している。

このレセプト電子化を基盤として、わが国におけるNDBの構築が2009年にスタートする。NDBは2006年の医療制度改革法により2009年からのレセプトデータと、2008年からの特定健診・保健指導情報データ、2010年からの調剤レセプトデータを個票レベルで連結したデータベースとして2011年より試験運

図表 2-16　医療機関のレセプト電子化の推移（レセプト件数ベース）

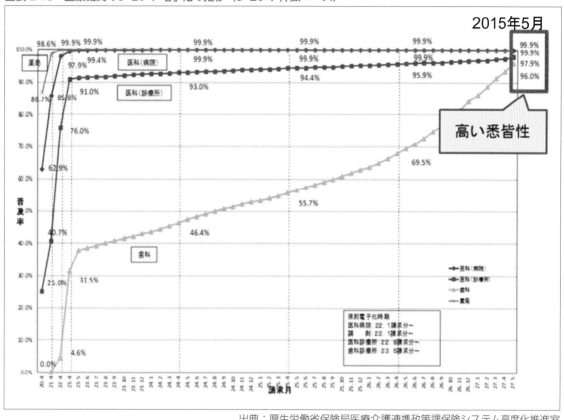

出典：厚生労働省保険局医療介護連携政策課保険システム高度化推進室

用を経て今日に至っている。

　2018 年度末時点での蓄積されたデータ量は、前述のようにレセプトデータ 148 億件、特定健診・保健指導情報 2.3 億件で、以降、年を追うごとにそのデータが増加中である。こうした全国統一のレセプトデータが収集できるのも、わが国の国民皆保険制度と全国一律の診療報酬支払制度のおかげだ。図表 2-17 にナショナル・データベースの構造を示す。

（3）NDB の課題と現状

　さて、NDB の特徴は全数データであること、データベース項目数が万単位に及び詳細分析が可能なこと、データベース内の患者コードで同一患者を追跡できることなどが挙げられる。一方、課題としては「保険病名」問題が挙げられる。レセプトは請求伝票なので、支払審査の査定を回避するために、どうしても付けざるを得ない保険病名が混じり込む。このため病名の同定に検査・治療内容から推測する工夫がいる。また、病名の開始日、終了日が整理されていないなどの課題もある。

　また、レセプトのデータ構造問題が紙レセプトの省

略構造を踏襲しているところから分析が容易なデータ構造となっていない、また、連結（リンケージ）問題といって、現在のところ特定健診や調剤レセ以外の他のデータベースとの連結に制限がかけられている。例外的に医療計画で用いる時は、地図情報データベースと連結することは許されている。このデータベースの連結に関しても、規制改革会議は後述するように課題として常に挙げている。

　さらに、NDB の課題はレセプト情報と特定健診情報の突合問題にある。レセプト情報と特定健診情報は個票レベルで突合できるように設計されているはずだった。ところが、それぞれの情報の匿名化 ID である「ハッシュ化 ID」が問題となった。レセプト情報のハッシュ化 ID と、特定健診情報のハッシュ化 ID が同一個人レベルで一致しない例があることがわかったのだ。理由はレセプトデータでは個人識別番号が「半角」で打ち出されているのに対して、特定健診情報では「全角」で打ち出されていて、同一人物でも異なるハッシュ化 ID が発生したからである。この点の改善が図られたが、現時点でもなお４分の１程度の突合率しかないといわれて

図表 2-17　レセプト情報・特定健診等情報の収集経路

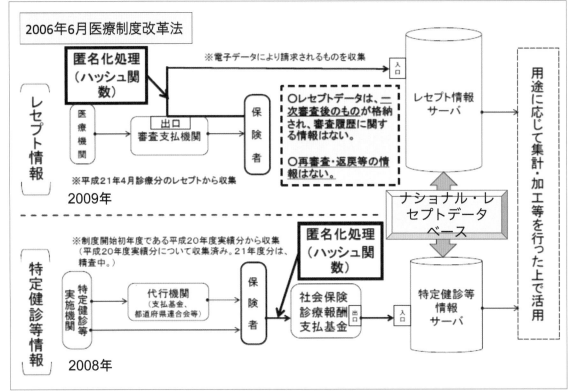

出典：厚生労働省保険局医療介護連携政策課保険システム高度化推進室

いる。

（4）NDB の二次利活用と第三者提供

さて、現在 NDB の二次活用は以下の2つの目的に限定されている。1つは高齢者医療確保法に基づいて、医療費適正化計画の作成に資する目的で国や自治体が活用する場合、それともう1つはこれ以外に厚生省が医療サービスの質向上に資する目的で活用する場合、またはこれに準ずる学術研究に資する目的の場合に限定されている。さらに、後者の目的の場合は「レセプト情報等の提供に関する有識者会議」の審議を経て厚生労働大臣による許可のもと使用するという制限が設けられている（図表 2-18）。

上記の NDB の高齢者医療確保法に基づく利用以外に、政策研究や学術研究の発展に資する目的で NDB を研究機関や大学等の第三者に提供して行う研究も行われている。これについてみていこう。

この研究は先述の「レセプト情報等の提供に関する有識者会議」における審査を経て、NDB 提供のもと行われている研究で、主に大学や公的研究機関、厚生労働省の内部部局からの申請を受けて実施されている。

著者が国際医療福祉大学大学院に所属したときに NDB によるジェネリック医薬品の調査を行ったことがある。まず NDB サンプルデータを用い、ジェネリック医薬品の処方・調剤実態を解析するソフトを開発した上で、3年分の NDB を申請して全国の都道府県別のジェネリック実態調査を実施しようと申請を行った。しかし、その申請には長い時間がかかった。とくに有識者会議の許可が下りるまでに時間がかかり、しかも二次医療圏別のデータは不可、都道府県別データでなければ可としないなど極めて制限的な内容であった。

このように第三者提供による NDB 利活用も行われてはいるが、その研究は今のところ大学や公的研究機関にしか門戸が開かれていない。このため民間企業、例えば製薬企業がこれを利用するまでには至っていない。こうした民間への NDB データの開放を規制改革会議ではこれまでも訴え続けきていた。

また、日本製薬工業協会も、NDB の民間への開放について 2014 年7月に以下のような提案を厚労省・有識者会議に対して行った。日本製薬工業協会など3団体は、「NDB の利用について、医薬品の市販後安全性評価並びに臨床開発でのナショナル・データベース集計

図表 2-18　レセプト情報等データベースの利用概念図

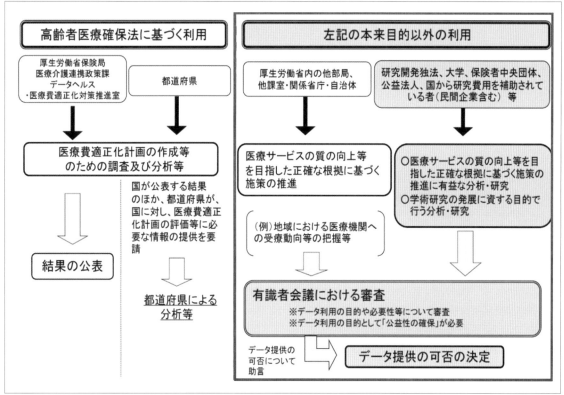

出典：厚生労働省保険局医療介護連携政策課保険システム高度化推進室

図表 2-19　NDB オープンデータ：集計対象と公表形式

データの対象・項目等

◆ 公表データ：　①医科診療報酬点数表項目、　②歯科傷病、　③特定健診集計結果、　④薬剤データ

◆ 対象期間：　①②④：平成26年4月〜平成27年3月診療分
　　　　　　　　③：平成25年度実施分

◆ 公表項目：　①：A（初・再診料、入院基本料、入院基本料等加算、特定入院料、短期滞在手術基本料）
　　　　　　　　B（医学管理等）、C（在宅医療）、D（検査）、E（画像診断）、
　　　　　　　　H（リハビリテーション）、I（精神科専門療法）、J（処置）、K（手術）
　　　　　　　　L（麻酔）、M（放射線治療）、N（病理診断）
　　　　　　　②：「う蝕」、「歯周病」、「喪失歯」
　　　　　　　③：「BMI」、「腹囲」、「空腹時血糖」、「HbA1c」、「収縮期血圧」、「拡張期血圧」、
　　　　　　　　「中性脂肪」、「HDLコレステロール」、「LDLコレステロール」、「GOT(AST)」、
　　　　　　　　「GPT(ALT)」、「γ-GT(γ-GTP)」、「ヘモグロビン」、「眼底検査」
　　　　　　　④：「内服」、「外用」、「注射」それぞれにつき、「外来院内」、「外来院外」、「入院」
　　　　　　　　ごとに、薬価収載の基準単位に基づき、薬効別に処方数の上位30位を紹介

◆ 今回、医科／DPCレセプトからの傷病名情報の集計は行っていない。「疑い」病名の扱いなど、傷病名の妥当性について相応の検証が必要と考えられたが、十分な検証には至らなかった。

公表形式

◆ 上記①〜④に対し、一部例外を除き、集計表とグラフを作成し、公開する。

◆ 集計表では「都道府県別」および「性・年齢階級別」の集計を、グラフでは「都道府県別」の記載を行う。

出典：厚生労働省保険局医療介護連携政策課保険システム高度化推進室

表の有用性の検討」を提案した。こうした提案を受けて、2015年度からはNDBの第三者提供円滑事業が始まり、東京、大阪の2カ所にNDBデータ提供センターが設置され、またNDBオープンデータの提供も2016年から始まった。今後、この規制緩和の流れは拡大し、NDBの提供の申出者範囲の見直しなど、民間へのNDB提供の範囲の拡大などが期待されている。

（5）NDBオープンデータ

さて、NDBオープンデータは上記の民間へのNDB提供の緩和の流れの中で2016年より始まった。オープンデータは多くの人が保健医療に関する知見に接することができるようにするため、「汎用性の高く、さまざまなニーズに答えられるようにするための定式化された集計表」としてウェブ公開するようにしたものだ。NDBオープンデータの集計対象と公表形式を図表2-19に示す。データ対象は医科レセプト、歯科傷病、特定健診集計結果、薬剤データが2013年から2015年の期間について都道府県別、性年齢階級別に公開されている。これらはエクセル形式で公開されているので、データ加工を行うことで、公開された集計表からだけでも、さまざまな医薬品の市販後情報が得られる。

（6）NDBを利活用して行われた研究

以上のようなNDBを用いた医薬品関連の事例研究をいくつか見ていこう。

事例1　NDBで臨床試験と実臨床の患者年齢分布の違いを明らかにする

北里大学の成川衛らの研究事例はNDBのサンプリングデータを用いて高齢者に多い疾患を選定し、当該疾患に適応を有する医薬品（新薬）の処方状況を患者年齢別に集計した。このデータと新薬承認時の臨床試験データに組み込まれた患者の年齢分布を比較してみた。臨床試験データにも一定程度、高齢者は組み入れられていたが、実際のNDBからみた患者データと比べて、臨床試験データは、若年層の高齢者に偏っていることが明らかになった。臨床試験データの患者分布と、実臨床の患者年齢分布には差があることに留意すべきだ。

事例2　NDBで治療ガイドラインの順守状況を明らかにする

名古屋市立大学の頭金正博らの2011年のNDBサンプリングデータを用いた研究では、心疾患と腎疾患を併発している患者では、心血管疾患患者が腎障害を併発している場合においては、併発していない場合より腎保護性の高いACE阻害剤、ARB等の降圧剤を使用す

るという治療ガイドラインの準拠率が高かった。しかし、心不全患者については治療ガイドラインにある利尿薬を含む多剤療法が積極的に選択されてはいなかった。NDBを活用することで治療ガイドラインと実臨床の乖離、いわゆるエビデンス・プラクティスギャップが明らかになった。

事例3　NDBで抗認知症薬の処方傾向を明らかにする

奥村泰之、佐方信夫らによる「日本における抗認知症薬の処方量（International Journal of Geriatric Psyhiatry 33:1286-7, 2018）」では、NDB（2015年4月～2016年3月）を用いて、抗認知症薬を処方された173万人の患者について評価した。それによると、抗認知症薬の人口当たりの処方率は年齢とともに高くなり、85歳以上の患者処方が47%を占めていることが明らかになった。

事例4　NDBで認知症患者の検査実態を明らかにする

佐方信夫、奥村泰之らの「抗認知症薬処方前における甲状腺機能検査の実施率（Clinical Interventions in Aging 13 1219 -23, 2018)」では、認知症の診断時には、認知症と間違われやすい低甲状腺機能症を鑑別するために、甲状腺機能検査を実施すべきである。この認知症検査としての甲状腺機能検査の実施率について調査した。用いたのは、2015年4月から2016年3月のNDBで、結果は甲状腺機能検査の実施率は33%で、認知症疾患医療センターにおける検査の実施率は、診療所の2.2倍であったことが明らかになった。

事例5　NDBで過量服薬による入院の原因薬剤を明らかにする

奥村泰之らによる「過量服薬による入院の原因薬剤（Journal of Epidemiology 27 :373- 80, 2017）」では、2012年12月から2013年9月のNDBを用いて、過量服薬により入院した21,663人の患者について評価した。それによると、入院前のベンゾジアゼピン受容体作動薬の処方率は63%であった。75歳以上では、ジギタリスなど循環器病薬による中毒が多かった。

以上のようにNDBを用いて大量のデータを一挙に解析することで、さまざまなエビデンスが生まれている。

（7）データベース連結課題

以上のようなNDBと他のデータベースとの連結もこれまで規制の中にあった。というのも、それぞれのデータベースはその根拠とする法律や省令、通知等でその

図表 2-20 保健医療・介護分野の公的データベースの連結解析によって得られるメリット

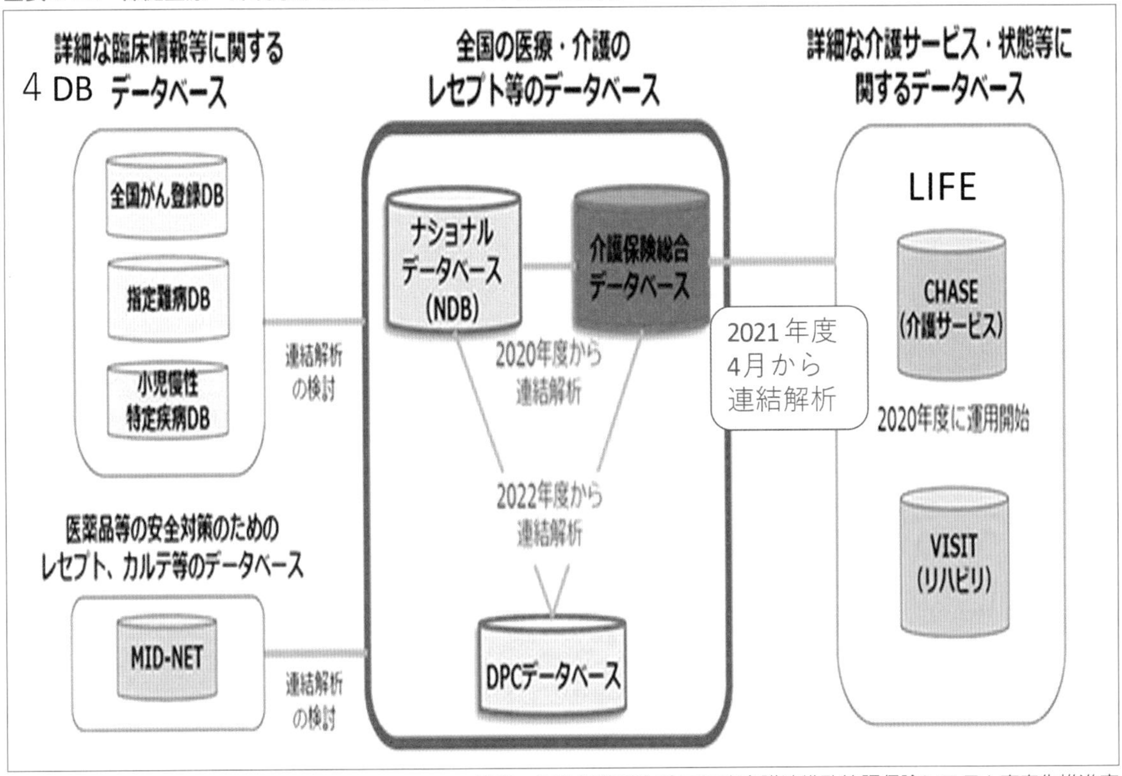

出典：厚生労働省保険局医療介護連携政策課保険システム高度化推進室

使用目的が決められ、さらに、目的外の使用が禁止されているからだ。データベース間連結もその規制の中にある。それとデータベース間の連結には前述したレセプトデータベースと、特定健診データのデータベース間の連結で生じたような技術的な問題が生じる可能性もある。

しかし、データベースの連結はさまざまな情報価値を生み出す。こうしたデータベース連結について規制改革会議は機会あるごとに訴え続けている。この成果は徐々に上がりつつある。

NDB は介護レセプトや要介護認定情報を含む介護データベースと 2020 年度に連結が可能となった。また、次章で述べる科学的介護データベースである LIFE との連結も 2021 年度より実施されることになった。これによって医療介護の全体を俯瞰できるデータベースが完成する。

さらに現在、規制改革会議医療・介護ワーキンググループは以上に加えて、詳細な臨床情報を含む、4 つのデータベース（4DB）、すなわち、全国がん登録データベース、指定難病データベース、小児慢性特定疾患データベース、医薬品の安全対策のための MID-NET デー

タベースとの連結と民間利用の開放を求めている（図表 2-20）。

さて、リアルワールド・データ（RWD）の現状について振り返ってみた。RWD は日本ではまだまだ始まったばかりの領域だ。しかし今日、NDB のスタートとその活用の拡大が期待される中、多くの関心を集めている領域でもある。実臨床に関連するデータベースはさまざまな形式で格納され、しかも散在している。そして、これらのデータベースを連結することで巨大 RWD が出現する。こうした次世代データベースを活用して医薬品使用の質向上、医薬品の研究開発、市場予測、販売促進等のマーケッティングに、ぜひとも活かしたいものだ。

6．支払基金改革

　2021 年９月に予定されている社会保険診療報酬支払基金（以下、支払基金）の新コンピュータシステム導入まであとわずかだ。新システムではこれまで人に頼って来ていたレセプト審査の９割を、稼働２年後までにコンピュータに移行することを目指している。こうした新システム導入を契機とした支払基金改革は、規制改革会議の大きなテーマの１つである。支払基金のレセプト審査の在り方はもとより、その組織体制の見直しも含めて規制改革会議の議論を振り返ってみよう。

（1）規制改革会議と支払基金

　規制改革会議が支払基金を取り上げたのは、小泉内閣の時の 2001 年の総合規制改革会議までさかのぼる。この総合規制改革会議の第一次答申では、レセプト電子化の普及とレセプトのオンライン請求の原則化と、保険者機能の強化が大きな課題として取り上げられた。総合規制改革会議は保険者機能の強化として、保険者自らが行う直接審査を提言している。

　そもそも健康保険法では、「保険者は、保険医療機関または保険薬局から療養の給付に関する費用の請求があったときは、審査の上、支払うものとする」と保険者の直接審査を認めている。しかし、戦後まもなく健康保険組合がスタートした 1948 年直後から支払基金という特殊法人が発足した。当時の厚生省は、この法人に審査・支払の業務を一手に請け負わせるとし、1948 年の保険局長通知で健康保険法における保険者による直接審査を事実上、塩漬けにしていた。

　これに対して総合規制改革会議の 2001 年答申では、各保険者が被保険者のエージェント（代理人）として、保険者自らがレセプトの審査・支払を通じて保険者機能を発揮することとして、以下の複数の選択肢を提示し、審査・支払いにおける市場の競争性を高めることを求めた。①保険者自らが審査・支払いを行う、②従来の審査・支払機関へ委託する、③第三者（民間）へ委託する、である。しかし、この答申には日本医師会が大反対する。審査を受けるのは支払基金という公法人であればよいが、支払いの当事者である保険者ではいやだというのが医師会の本音だった。

　結果、答申は骨抜きにされる。つまり、審査・支払いには医療機関との合意が必要だという条件が付けられたのである。このため現状では従来通りの支払基金への委託が主流で、保険者の直接審査は大手保険組合が行う二次審査に留まり、民間への委託は極めて例外的

で少ない件数となっている。なお、調剤レセプトの直接審査については現在 22 の健保組合が実施している。こうした経緯を経て、現在の規制改革推進会議は、主に社会保険支払基金改革の提言とそのフォローアップを行っている。

（2）審査・支払機関とは？

　さて、支払基金のような審査・支払機関（図表 2-21）には、２つの機関がある。１つは被用者保険に関する業務を行う支払基金と、もう１つは国民健康保険に関する業務を行う国民健康保険連合会（国保連）である。支払基金は社会保険診療報酬支払基金法により設置され、2003 年に民間法人となった。一方、国保連は国民健康保険法により設立される公法人である。ともに年間約 10 ～ 11 億件のレセプトを審査しており、職員数はそれぞれ約 4,200 人、約 5,100 人である。この２つの組織間の審査基準のバラつきや効率性などの観点から、両組織の統合についても検討されてはいる。しかし、国保連は審査支払以外の業務を多く担っていることや、両組織の設置根拠の違いもあり、中長期的な課題となっている（図表 2-21）。

　さて、支払基金におけるレセプト審査は、記載事項、診療行為、医薬品、医療材料の４項目について確認を行っている。支払基金では、審査は、現状 47 都道府県の各支部に設置された審査委員会が実施していて、診療担当者、保険者代表、学識経験者の三者からなる審査委員は全国で約 4,700 人に上る。

　支払業務については、レセプトが適正であるかどうか審査した上で、健保組合に請求する。その後、健保組合が保険料から支払基金に診療報酬を払い込み、支払基金は、毎月一定の期日までに保険医療機関に診療報酬を支払う流れとなっている。

（3）支払基金における審査・支払いの流れ

　支払基金におけるレセプト処理の流れの詳細を見ていこう。

①レセプト受付

　病院などの保険医療機関で作成された電子レセプトはオンライン、または電子媒体等により診療翌月の 10 日までに支払基金に提出される。2020 年現在で、オンライン請求は全体の 78.4％、電子媒体請求は 20.4％である。支払基金では、まず提出されたレセプトについて所要事項を確認のうえ受け付けの手続きを行う。

②コンピュータチェックと職員による審査前事務点検

　受け付けた電子レセプトは、レセプト電算処理シス

図表 2-21　審査・支払機関

	社会保険診療報酬支払基金	国民健康保険連合会
設立根拠	民間法人（社会保険診療報酬支払基金法）	公法人（国民健康保険法）
法人の性格	役員は保険者、被保険者、診療担当者、公益の4者構成で、保険者から独立した中立的組織	保険者（市町村など）が共同して設立した保険者団体
主な業務	健康保険、公費負担医療費などの審査支払	診療報酬の審査支払事務のほか保険者の共同事業など
組織	本部（東京都）、47都道府県に支部	都道府県ごとに設立された47団体
職員数	4200人（2019年）	5100人（2019年）
レセプト件数	11.2億件（2018年）	10.2億件（2018年）
支払金額	12兆5336億円（2018年）	24兆2213億円（2018年）

厚労省保険局資料を基に著者作成

テムのチェック機能により、患者名、傷病名、請求先である保険者番号などの請求に必要な記載事項や、請求点数に誤りがないかどうかといった事務点検を自動的に行う。同時に診療内容が、国が定めた保険診療ルールに適合していない項目や、傷病名と医薬品の関連性のチェックを行い、疑義のあるものにはマーキングしたり、電子付箋を貼付する。

　このようにコンピュータシステムによりチェックされた結果をパソコン画面上で表示させ、職員が目視でさらに確認を行う。また、システムによるチェックができない事項については、データの抽出機能などを使用し、診療内容に疑問があるレセプトに職員が当該疑問事項を入力するなどの審査前の点検作業を行う。

③審査委員会による審査

　事前の事務点検が終了した電子レセプトは、審査委員会においてパソコン上にレセプトを表示する。審査委員会は、レセプト電算システムの抽出機能等を使用し、レセプトに記載されている診療内容について、療養担当規則や診療報酬点数表等の国が定めた保険診療ルールに則って行われているかどうかを審査する。その上

で、診療内容が適切でないと判断されるものについては査定し、また、診療行為の適否が判断し難いものや、整備されていないものについては、医療機関に返戻して再提出を求めるほか、必要に応じて診療担当者との面接懇談や来所訂正を行っている。

　このレセプトの審査を行うため、都道府県の支部ごとに「審査委員会」、本部に「特別審査委員会」をそれぞれ設置している。「審査委員会」は、診療担当者を代表する者、保険者を代表する者、学識経験者の三者で構成され、診療担当者代表と保険者代表の審査委員については、それぞれの団体からの推薦により、学識経験者の審査委員は外部からの有識者を含めた構成となっている。「特別審査委員会」は、支部の審査委員会と同様の構成で、審査対象となるレセプトは、医科は38万点以上、歯科は20万点以上の高額レセプトとなっている。

④審査後処理

　こうして審査が終わった電子レセプトは、審査委員会での審査結果や、事務点検などの請求点数に増減があった場合、コンピュータで自動的に再計算され、増

減点連絡書が作成される。入力した請求・支払データは、レセプト電算処理システムで処理した電子レセプトのデータとともに計算センターで計算・集計を行うため、専用ネットワーク回線で伝送される。

計算センターでは、医療費を保険者及び医療機関別に計算し、請求関係帳票データを作成する。

⑤支払い

計算センターのコンピュータで作成された請求関係帳票のデータは、支払基金に専用ネットワーク回線により伝送される。支払基金ではレセプトに払込請求書及び診療報酬等請求内訳書を添えて、診療翌々月10日までに事務費とともに保険者に請求する。保険者は、医療費と事務費を同じ月の20日までに支払基金に払い込むことになっている。

支払基金から医療機関への医療費の支払いは、診療した月の翌々月の原則21日までに医療機関の指定する銀行口座に振り込む。

⑥再審査等整理事務

保険者から、診療内容に関することで疑問としたレセプトについて、再審査等の請求が行われる場合がある。また、医療機関からは、審査委員会の審査の結果、請求点数が減点となったレセプトについて、再審査の請求が行われる場合もある。このなかで診療内容に関するものについては、審査委員会で再審査を行う。その結果、請求額や支払額に増減が生じる場合は、その調整を行う。図表2-22に請求から審査支払までの流れの概要を示す。

（4）支払基金の課題

こうした支払基金の業務にも多くの課題が指摘されている。例えば、2017年3月の規制改革推進会議のヒアリングで健康保険組合連合会が以下のような支払基金の課題を提起した。「コンピュータによる審査が必ずしも十分に行われていない」、「47都道府県に支部によってローカルルールがあり、必ずしも統一した審査が行われていない」、「そもそも審査基準が公開されていない」などである。

例えば、コンピュータによるチェックに関しては、9割の請求は保険診療ルール内で行われていて、コンピュータチェックですむという。残り1割が保険診療ルールを越えていて、医師の裁量が問われる。それを現状ではコンピュータチェックで点検済のものまで事務職員が改めて見直し点検している。さらに、大手の健康保険組合では支払基金が審査したレセプトを改め

図表2-22　診療報酬の請求から審査支払までの流れ

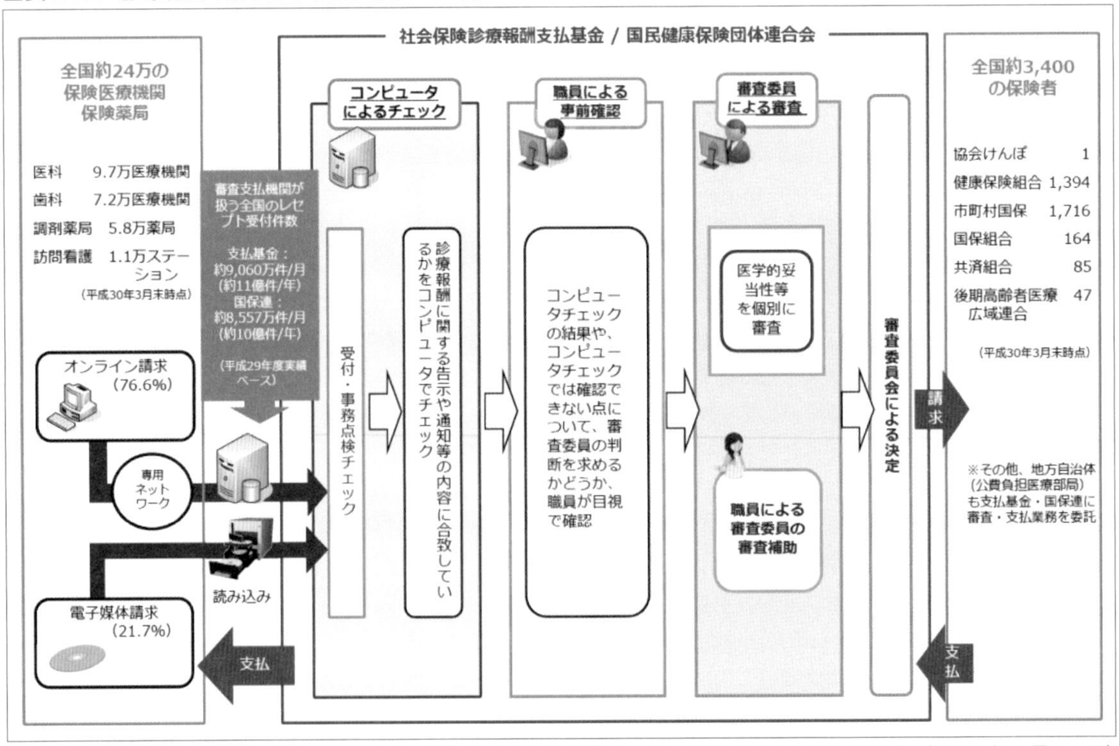

出典：厚生労働省保険局資料　社会保障審議会医療保険部会（2019年1月17日）

て点検業者に委託して、二次審査までしてコストをかけている。

　次に支払基金の支部ごとの審査状況の差異について、2015年度の都道府県支部別の現審査査定割合をみると以下のようである。査定割合トップの大阪府は4.8％であるのに対して、最下位の富山県は1.2％で、その格差は4倍に達する。また、査定点数全体のうち再審査で認められた割合のトップは茨城県の30.0％に対し、最下位の石川県では11.7％でその差は2.5倍だ。また「糖尿病の疑い病名で毎月HbA1c 1の検査を行うのは過剰ではないか？」に対して、「A県では査定率71.1％であるのに対して、C県では9.6％と低いのはなぜか？」など、支部間の差異を地域による患者差異だけでは説明することができない「不合理な差異」問題が指摘されている（図表2-23）。

　この支部間差異の解決のために健康保険連合会は、「支部機能を地域ブロック単位に集約する」、「支部間差異の見える化と要因分析を通じて、ローカルルールの統一化と最終的にはその廃止」を訴えている。また、効率化を推進するために「コンピュータチェックの精度向上」、「査定基準を保険者と医療機関への公開」を健康保険組合連合会は要望している。

（5）規制改革推進会議と支払い基金改革

　このため2017年4月、規制改革推進会議（議長：大田弘子・政策研究大学院大学教授）は、「社会保険診療報酬支払基金の見直しに関する意見」をまとめた。支払基金が2021年度に予定しているコンピュータシステムの刷新を「改革のラストチャンス」と位置付け、そしてその都道府県支部の「集約化・統合化」を進めるように主張した。規制改革会議の意見は、2021年のコンピュータシステムの刷新に当たり、「すべての業務を見直し、業務を構成する作業ごとにコスト、時間等の削減目標を設定し、抜本的な効率化を目指すべき」と明記した。そして、支払基金が担っている業務を機能ごとに分解し、標準的な方式で組み合わせ、最適な全体システムを作り上げていく「モジュール化」の採用を強調している。モジュール化とは、レセプトの受付、

図表 2-23　支部間差異の現状

▽都道府県別請求点数に占める原審査査定点数の割合（支払基金・平成27年5月～平成28年4月審査分）

上位	都道府県	割合（%）	下位	都道府県	割合（%）
1	大阪府	4.8	1	富山県	1.2
2	福岡県	4.7	2	秋田県	1.2
3	和歌山県	3.9	3	岐阜県	1.3

▽都道府県別査定点数全体のうち再審査で認められた割合（同上）

上位	都道府県	割合（%）	下位	都道府県	割合（%）
1	茨城県	30.0	1	石川県	11.7
2	栃木県	28.4	2	徳島県	11.8
3	秋田県	27.8	3	兵庫県	12.7

▽支払基金支部によって判断が分かれた事例（健保連京都連合会の調査事例より）
　※連合会傘下の健康保険組合約2年分の再審査請求レセプトを疑義内容、結果、都道府県別に分析

（再審査請求内容）病名「糖尿病の疑い」で、毎月HbA1Cの検査を行うことは過剰ではないか？

（査定結果）　A県　45件中32件が査定　（査定率71.1％）
　　　　　　　B県　48件中12件が査定　（査定率25.0％）
　　　　　　　C県　83件中8件が査定　（査定率9.6％）
　　　　　　　全国計　288件中65件が査定　（査定率22.6％）

出典：健康保険組合連合会資料（2017年3月）

審査、支払などの業務単位ごとにシステム設計を行う方式である。

　これにより、委託元である保険者自身がその機能を自ら処理するなど、委託範囲を適切に精査できるようになるほか、外部事業者への委託が可能になることで、より効率の高いシステムに進化させることができるとしている。

　2018年6月、規制改革推進会議（議長：大田弘子）の第3次答申では、「支払基金の都道府県支部の存在が、いわゆる『レセプト審査における地方ルール』などを生み、非効率を招いている」「診療報酬の審査については、レセプトの電子化がほぼ完了しているにもかかわらず、ICTを活用した業務の効率化や合理化が進んでいない。依然として47の全都道府県に支部等を置き、人手による非効率な業務運営が継続しており、審査における判断基準の明確化や統一性の確保が十分でない。皆保険制度維持のためには、ICTを活用した業務の効率化や合理化を徹底し、審査における判断基準の明確化や、統一性の確保に向けた改革を加速させる必要が

ある」などと指摘した。

（6）社会保険診療報酬支払基金法改正

　これを受け、2019年5月、厚労省は健保法等改正案の一環として、社会保険診療報酬支払基金法に関して、以下の見直しを行うこととした。①現行法上の支部の都道府県必置規定を廃止し、支部長が担っている権限を本部に集約することで、本部によるガバナンスを強化する、②支払基金職員によるレセプト事務点検業務の実施場所を「全国10カ所程度の審査事務センター」（仮称）に順次集約していく、③現在、47の都道府県支部に設置されている審査委員会を、本部のもとに設置。ただし、「地域医療の特性」等を踏まえ、設置場所はこれまでと同様47都道府県とするとし、効果的かつ効率的な審査の実現を目指すとした（図表2-24）。

　さらに、2019年度末に支払基金は、「審査事務集約化計画工程表」を策定した。このなかで審査事務の集約化に向けて、他の都道府県での審査事務や審査委員と職員間で同時にレセプトを閲覧できる機能を備えた審

図表 2-24　審査支払機関の機能の強化（社会保険診療報酬支払基金法の改正①）

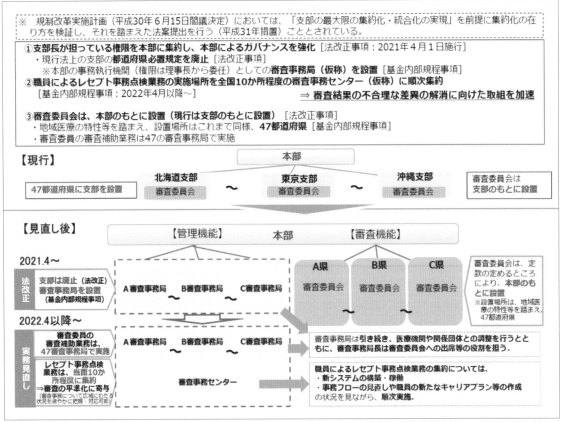

出典：厚生労働省保険局資料　社会保障審議会医療保険部会（2019年1月17日）

査支払新システムを 2021 年９月から稼働させ、その後２年以内に AI（人工知能）を活用したレセプトの振分機能によって、レセプト全体の９割程度をコンピュータチェックで完結させるとした。

　AI による振り分け機能とは、人による審査を必要とするレセプトと、必要としないレセプトへの振り分け機能を AI で行うことで、新システム稼働後２年以内にレセプトの９割をコンピュータチェックで完結することを目指すとしている。

　また、支払基金の組織改編については、都道府県支部を廃止し、全国 14 カ所の審査事務センター（中核審査事務センター・６カ所、審査事務センター・４カ所、審査事務センター分室・４カ所）に 2022 年 10 月に集約する方針で、その 10 年後を目途に分室の廃止を検討するとしている。

　これに対して、2020 年７月、第二次安倍内閣で規制改革推進会議をひきついだ小林喜光（三菱ケミカルホールディングス取締役会長）は、「社会保険診療報酬支払基金に関する見直し」について以下のように答申した。答申では、審査支払新システムの稼働に向けて、コンピュータチェック９割完結を可能とする振分機能の設計・実運用化、レセプト形式そのものの見直し（摘要欄における選択方式の拡充）、手数料の階層化、保険医療機関等のシステムに取り込みやすい形式でのコンピュータチェックルールの公開、保険医療機関等で事前にコンピュータチェックが行える仕組みの具体的な進捗状況と、対応・工程を示す必要性を指摘した。さらに、国保中央会も含めた審査支払機能のあり方について、2024 年予定の国保総合システムの更新に向けて、厚生労働省・支払基金・国保中央会が情報連携し、「審査基準の統一化、審査支払システムの総合的かつ効率的な運用を実現するための具体的工程を明らかにする」ことも提言している。

　支払基金の今後の改革動向を注目したい。

コラム②　平成の社会保障～ある厚生官僚の証言～

　中村秀一先生の書かれた『平成の社会保障～ある厚生官僚の証言～』（社会保険出版会 2019 年）という分厚い本を、スキーに行ったとき信州の温泉旅館に持ち込んで読んだ。

　本書は、科学研究費調査「厚生行政のオーラルヒストリー」（研究代表者：菅沼隆・立教大学教授）のインタビューを中心に構成されている。この研究調査は、厚生行政に深く関与した官僚らに聞き取りを行い、戦後の厚生行政の形成過程に関する証言を後世に残すことを目的としている。オーラルヒストリーからは厚生行政の年史からだけでは分からない当事者の舞台裏の生の声を聴くことができる。

　中村秀一先生は平成時代を通じて、厚生省、厚労省、支払基金、内閣官房で社会保障政策の最前線で活躍した方だ。本書の中でも圧巻だったのは、中村先生が 2010 年からの内閣官房社会保障改革担当室長時代の「社会保障と税一体改革」の舞台裏だ。当時は民主党政権時代、ねじれ国会、東日本大震災などで厚労省の審議会は完全にストップしてしまった。「塹壕戦となって。何も出てこない。これを打開するには空爆が必要だった」と中村先生は回想する。この内閣官房からの「空爆」が効を奏して、事態が動きだし、社会保障制度改革国民会議を経て 2014 年の医療介護総合確保推進法につながった。

　本著から思わぬ発見もあった。2002 年、中村先生の大臣官房審議官時代のエピソードだ。当時、総合規制改革会議では病院経営の株式会社への参入、混合診療の自由化、保険者と医療機関の直接契約などの課題が争点になっていた。著者は言う。「それを言う前に医療の透明化を図るためのレセプトの電子化を進めるべき」。これがいまのレセプトオンライン請求から、そのレセプトデータを格納したナショナル・データベースにつながった。

　現在、私も 2019 年 10 月から規制改革推進会議の医療・介護ワーキンググループの専門委員として同会議に参加している。中村秀一先生に教えていただきたいことが、また増えた。

第3章　規制改革会議と科学的介護

1．科学的介護データベース

　規制改革推進会議医療・介護ワーキングでは、介護分野については、介護サービスの生産性の向上、ICT・ロボット・AI等の導入の推進、科学的介護の推進、介護事業経営の効率化に向けた大規模化・効率化をテーマに議論を行っている。ここでは科学的介護の推進について見ていこう。

（1）科学的介護とは？

　2016年以来、科学的介護と、そのデータベースの検討が行われている。科学的介護とは、医療分野における根拠に基づく医療（EBM、Evidenced-Based Medicine）の介護版とも言える。医療分野では1990年頃から根拠に基づく医療が求められるようになった。これに遅れること30年を経て、介護分野においても、サービス提供によって、目的としている効果が得られているかどうかを、客観的に評価・検証する仕組みの必要性から、「科学的介護」が求められるようになってきた。本項は、その分析のためのデータベースの進捗状況について振り返ってみていこう。しかしながら、科学的介護に必要な介護データベースの普及と活用はあまり進んでいない。

　科学的介護の発端は、2016年11月の未来投資会議で、塩崎恭久厚生労働相（当時）が、「データ分析を通じた科学に裏付けられた介護に変えていきたい」という発言からだ。この発言以来、「科学的介護」の導入に向けたデータベース構築についての検討がスタートする。2017年10月に、厚労省は「科学的裏付けに基づく介護に係る検討会」（座長：鳥羽研二・国立長寿医療研究センター理事長、以下、検討会）を立ち上げる。検討会では、介護サービスの標準化を進めるに当たっては、「対象者はどういう状態か」、「どういう介入・サービスを行ったのか」、「どういう効果が得られたのか」を分析するためのデータベースについての検討が行われ、2019年7月に取りまとめが行われた。

（2）科学的介護の3つのデータベース

　ここでは検討会でも取り上げられた介護に係る以下の3つのデータベースについて見ていこう。①介護データベース（介護保険総合データベース）、②VISIT（ビジット、通所・訪問リハビリテーションの質の評価データ収集等事業）、③CHASE（チェイス、介護に関するサービス・状態等を収集するデータベース）

①介護データベース

　まず介護DBは、要介護認定情報、介護保険レセプト情報よりなる（図表3-1）。介護データベースでは、市町村や介護サービス事業所から審査支払機関（国民健康保険団体連合会）経由で保険者へ請求される「要介護認定情報」と「介護レセプト情報」が収集され、個人情報が匿名化された上で、厚労省の介護データベースへ格納される。

　このように介護保険総合データベースには要介護認定という利用者の要介護度を把握するデータが格納されている。この要介護認定データは、利用者がどのような状態にあるかを示すデータだ。そして、そうした利用者にどこでどのような介護サービスが行われたかは、介護保険レセプトデータで明らかになる。そして、その効果判定には再び要介護認定データを用いて、要介護度が悪化したのか、維持改善したのかが把握できる。つまり要介護認定データと介護保険レセプトデータを利用者単位で結合して、データ分析を行うことで、どのような介護サービスが要介護度に影響を与えるかなどの、介護サービスの効果判定にも用いられることが期待される。

　こうした要介護認定情報は2012年度から、介護保険レセプト情報は2009年度から収集が始まり、2018年度より全保険者からデータ提供を義務化して稼働中である。格納件数は、要介護認定情報は2009年4月から2019年3月の10年間に6,100万件、介護保険レセプト情報は2012年4月から2019年3月までで、10.9億件に達している。

　これらの情報は、もともとは国や都道府県、市町村が介護保険の運用状況を地域別、事業者別等に分析し、介護保険事業計画等の政策立案に活用するものとして

図表 3-1　介護保険総合データベース（介護 DB）に格納されているデータ

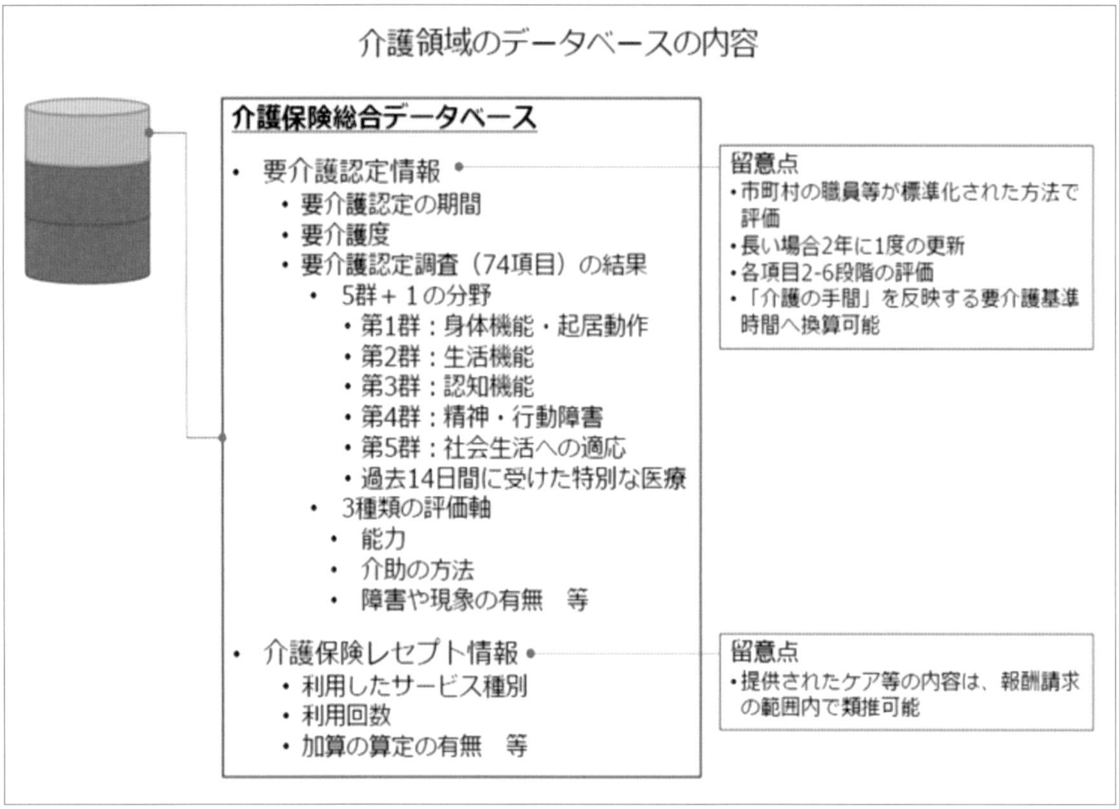

介護領域のデータベースの内容

介護保険総合データベース

- 要介護認定情報
  - 要介護認定の期間
  - 要介護度
  - 要介護認定調査（74項目）の結果
    - 5群＋1の分野
      - 第1群：身体機能・起居動作
      - 第2群：生活機能
      - 第3群：認知機能
      - 第4群：精神・行動障害
      - 第5群：社会生活への適応
      - 過去14日間に受けた特別な医療
    - 3種類の評価軸
    - 能力
    - 介助の方法
    - 障害や現象の有無　等

留意点
- 市町村の職員等が標準化された方法で評価
- 長い場合2年に1度の更新
- 各項目2-6段階の評価
- 「介護の手間」を反映する要介護基準時間へ換算可能

- 介護保険レセプト情報
  - 利用したサービス種別
  - 利用回数
  - 加算の算定の有無　等

留意点
- 提供されたケア等の内容は、報酬請求の範囲内で類推可能

出典：厚生労働省「科学的裏付けに基づく介護に係る検討会」（2017年10月26日）

活用されていた。こうした政策立案目的とは別に、この介護保険総合データベースを科学的な介護のデータベースとして活用しようというのが今回の趣旨だ。このため介護保険総合データベースは、現在では有識者会議の審査を経て、国や自治体以外でも、公的研究機関や大学の研究者などの第三者にも提供されていて、科学的な介護に関する研究が行われている。こうした研究の今後に期待したい。

② VISIT（ビジット）

「VISIT（ビジット）」は、通所・訪問リハビリテーションの質の評価データ収集等事業（monitoring & eValuation for rehabIlitation ServIces for long-Term care）の英文の大文字部分をとって呼ばれている。VISIT は通所・訪問リハビリ事業所からリハビリ計画書などの情報を 2017 年より収集し、格納したデータベースである。2019 年 3 月末現在、577 カ所の事業所が参加している。

VISIT は、通所・訪問リハビリのデータ収集事業として、それぞれのリハビリにおける計画書及びプロセス管理表のデータを蓄積するために設計された。VISIT

では調査（Survey）、計画（Plan）、実行（Do）、評価（Check）、改善（Action）の SPDCA サイクルを回すことを通じて、心身機能、活動及び参加にバランスよくアプローチするリハビリテーションの仕組みだ。

VISIT の入力項目は図表 3-2 のように、様式 1 の興味・関心チェックシート、様式 2 のリハビリテーション計画書、様式 4 のリハビリテーション会議録、様式 5 のプロセス管理表、様式 6 の生活行為向上リハビリテーション実施計画書などがある。

具体的な VIST の入力は以下のように行う。例えば、脳梗塞の後遺症で右半身に不全マヒがある右利きの女性がいるとする。この女性が、「リハビリを受けて、少しでも料理ができるようになりたいと希望している」としたら、「どのようなリハビリ計画が最適なのか？」を検討する。「通所リハビリがいいのか？」、「訪問リハビリがいいのか？」、「活動として調理を行っているデイサービスがいいのか？」、「訪問介護で一緒に調理をするのがいいのか？」など、さまざまな計画の選択肢がある。

そして、それを患者の状態や希望に応じて、リハビリ会議の検討を経てサービス種別を決めてリハビリ計

図表 3-2　VISIT

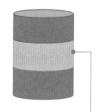

介護領域のデータベースの内容

通所・訪問リハビリテーションの質の評価データ収集等事業のデータ

- 通所リハビリテーション及び訪問リハビリテーションの介護報酬において、調査（Survey）、計画（Plan）、実行（Do）、評価（Check）、改善（Action）のSPDCAサイクルを通じて、心身機能、活動及び参加にバランスよくアプローチするリハビリテーションが提供されるよう継続的に管理することを評価した「リハビリテーションマネジメント加算」等が存在。
- 事業所がリハビリテーションマネジメント加算等を算定する場合、以下の文書を定められた様式で作成することが必要。

  - 様式1：興味・関心チェックシート
  - 様式2：リハビリテーション計画書（アセスメント）┐
  - 様式3：リハビリテーション計画書　　　　　　　　┘── リハマネ加算（Ⅰ）を算定する場合
  - 様式4：リハビリテーション会議録　　　　　　　　── リハマネ加算（Ⅱ）を算定する場合
  - 様式5：プロセス管理票
  - 様式6：生活行為向上リハビリテーション実施計画 ── 生活行為向上リハ実施加算を算定する場合

- 通所・訪問リハビリテーションの質のデータ収集等事業においては、これらを電子的に入力（または電子的に入力されたものを取り込み）できるようにし、かつその内容を国に提出してフィードバックが受けられる仕組みを構築。

- 現在、100カ所弱の事業所が参加。今後、参加事業所数を拡大していく予定。

出典：厚生労働省「科学的裏付けに基づく介護に係る検討会」（2017 年 10 月 26 日）

図表 3-3　CHASE

CHASE 初期仕様で収集する「基本項目」

分類	項目名称
総　論 ADL	保険者番号
	被保険者番号
	事業所番号
	性別
	生年月日
	既往歴（※1）
	服薬情報（※2）
	同居人等の数・本人との関係性
	在宅復帰の有無
	褥瘡の有無・ステージ
	バーセルインデックス
認知症	認知症の既往歴等（※3）
	DBD13（認知症行動障害尺度）（※4）
	Vitality Index（※4）
口　腔	食事の形態（※5）
	誤嚥性肺炎の既往歴等（※6）
栄　養	身長（※7）
	体重（※7）
	栄養補給法
	提供栄養量＿エネルギー（※8）
	提供栄養量＿タンパク質（※8）
	主食の摂取量（※9）
	副食の摂取量（※9）
	血清アルブミン値（※10）
	本人の意欲（※11）
	食事の留意事項の有無（※11）
	食事時の摂食・嚥下状況（※11）
	食欲・食事の満足感（※11）
	食事に対する意識（※11）
	多職種による栄養、ケアの課題（※11）

（※1）新規診断を含む。主治医意見書等からの情報と連携できるよう今後検討していく必要性あり
（※2）主たる介護者等についても記載を検討する必要あり
（※3）新規診断を含む
（※4）前提として、モデル事業等において更なる項目の整理を行う
（※5）前提として、主食、副食、モデル事業等において形態の分類を整理
（※6）新規発症を含む
（※7）計測が容易にできる場合のみ
（※8）給食システムとの連携等で自動取得が望ましい
（※9）原則、給食システム等と連携できる場合や、取得している加算の様式例等に含まれる場合のみ
（※10）検診等の情報を取得できる場合のみ
（※11）取得している加算の様式例等に含まれる場合のみ

出典：厚生労働省「科学的裏付けに基づく介護に係る検討会」（2017 年 10 月 26 日）

画を立案し、そして実施したサービスをプロセス管理表に記録する。こうして得られた多数のVISITデータを収集し、その中から最も効果的なサービスとは何であるかを科学的に分析し、提示することがVISITの目的だ。VISITではこうして事業所から入力されたデータについて、事業所は分析のフィードバックを受けることもできる。

③ CHASE

さて検討会では、以上の介護データベースとVISITの2つのデータベースだけでは、「介入」や「状態」に関するデータが不十分であるとして、これら2つのデータベースを補完するために、「介入や状態に関する新たなデータベースの構築」として、CHASE（Care, Health Status & Events）」が提案された。CHASE（チェイス）は、2020年度から介護保険施設・事業所から任意で収集されることになった。

図表3-3にCHASEの基本項目を示した。CHASEは「総論」「認知症」「口腔」「栄養」4つの分野からなる。「総論」には在宅復帰、褥瘡、バーセル・インデックス（Barthel Index）の指標が入っている。バーセル・インデックスとは、日常生活動作（ADL）の機能回復のアウトカム指標だ。次に、「認知症」には認知症行動障害尺度とVitality Indexがある。「口腔」には食事の形態、誤嚥性肺炎の既往歴、「栄養」は身長・体重、栄養摂取量、食事中の摂食・嚥下状況や食欲・食事の満足感などの指標だ。

ただし、CHASEに収集される項目は全部あわせると最初は265項目もあった。しかし、多忙な介護現場でこの項目をすべて入力するのは非現実的だ。自立支援に向けて効果が高いと考えられ、かつ既にほとんどの現場で電子的にデータが集積されている項目を選別する必要がある。その結果、CHASEの基本項目は30項目にまで絞りこまれた（図表3-3）。

（3）普及が進んでいないVISITとCHASE

このような趣旨から2017年度からスタートしたVISITやCHASEであるが、その普及や活用が実はあまり進んでいない。2018年度介護報酬改定では、VISITを後押しするため、VISITのデータ提出を要件とするリハビリマネジメント加算（Ⅳ）も新設された。しかし、同加算はあまり報酬算定されていないのが実情だ。

三菱総研による訪問リハビリテーション事業所・通所リハビリテーション事業所、758カ所の調査によると、2019年4月〜2020年9月のリハビリテーションマネジメント加算の算定実績のある事業所は108事業所

であり、本調査に回答した758事業所の14.2%であった。

算定を行っている事業者について、VISITを現在「活用している」と回答した事業所は、事業所の14.6%（111事業所）しかなかった。一方で、現在「活用していない」と回答した事業所が85.2%（646事業所）にも上った。活用していない理由としては、VISITに入力する負担が「大きい」「どちらかといえば大きい」と回答した事業所が合わせて88.3%であった。

同様にCHASEの普及のためにも、介護報酬による後押しが必要だ。このため2021年度の次期介護報酬改定に向けて、2019年秋より「介護保険制度におけるサービスの質の評価に関する調査研究事業」調査が開始された。具体的にはCHASEでも取り入れられているバーセル・インデックスを算定要件としている「ADL維持等加算」の算定状況を調査した。

2018年度介護報酬改定より「一定期間内に当該事業所を利用した者のうち、ADLの維持または改善の度合いが一定の水準を超えた場合を評価する」とし、ADL維持等加算が新設された。このADLの測定にバーセル・インデックスが使われている。調査客体には、CHASEに参加が見込まれる約3,000事業者が抽出された。

2020年3月26日に発表された調査結果によると、2019年4月サービス提供分の給付実績情報において、ADL維持等加算を算定している事業所は、通所介護で578事業所（2.6%）、地域密着型通所介護で57事業所（0.3%）しかなかった。

ADL維持等加算を算定していない理由としては、「バーセル・インデックスを用いた評価の負担が大きい」が43.3%あった。人手不足に悩む各介護事業者においては、バーセル・インデックスに取り組むメリットよりもデメリットの方が大きいようだ。

2021年度介護報酬改定では、この「ADL維持等加算」の効果検証の上で、CHASEの報酬への導入が行われた。

（4）データベースの連結

以上のようにデータベースの構築と普及と活用が大きな課題だ。さらなる次なる課題は、データベース間の連結課題である。すでに介護データベースと、レセプト情報・特定健診等情報データベース（NDB）の連結については、2020年10月に行われている。NDBと介護データベースの連結を行えば、以下のような「保健指導」「治療」「介護」を一気通貫した時系列解析が可能だ。例えば、両データから「若い頃に○○という生活習慣を持ち、健診で○○と判定された人は、近く○○

疾病に罹患する可能性が高い。こうした人は高齢になると△△により要介護状態になる可能性が高く、その際には□□というケアが状態の維持・改善に有効である」。こうした連結データベースから、効果的かつ効率的な医療や介護の提供が可能となる。こうした連結は、介護データベース以外の VIST や CHASE などのデータベースにも必要だ。今後はこのようなデータベースの構築と同時に、連結を見据えた制度設計がカギとなるだろう。科学的介護のデータベースの普及と活用とその連結が今後の課題だ。規制改革推進会議医療・介護ワーキンググループでもこの科学的介護のデータベースの連結課題について事あるごとに指摘を行っている。

2．科学的介護の本質は リアルワールド・エビデンス

　2021年4月の介護報酬改定で「科学的介護加算」が導入され注目された。その導入目的は、後述する VISIT，CHASE のデータベースを一体運用する LIFE の普及にある。

　科学的介護は、医療における「科学的根拠に基づく医療（EBM：Evidenced-Based Medicine）」の介護版とよく言われる。しかし、その本質は医療でも始まったばかりのリアルワールド・エビデンス（RWE：Real World Evidence）に他ならない。

（1）科学的介護データベース

　科学的介護と、そのデータベースの構築と活用のための検討が、2016年以来行われている。その先駆けとなったのは、2016年11月の未来投資会議で、当時の塩崎恭久厚生労働相が、「データ分析を通じた科学に裏付けられた介護に変えていきたい」という発言である。これを受けて「科学的介護」の導入に向けたデータベース構築についての検討がスタートする。

　2017年10月に、厚労省は「科学的裏付けに基づく介護に係る検討会」（座長：鳥羽研二・国立長寿医療研究センター理事長、以下、検討会）を立ち上げる。検討会では、介護サービスの標準化を進めるに当たっては、「対象者はどういう状態か」、「どういう介入サービスを行ったのか」、「どういう効果が得られたのか」を分析するためのデータベースについての検討を行った。

　ここでは検討会でも取り上げられた介護に係る以下の3つのデータベースについて見ていこう。①介護DB（介護保険総合データベース）、②VISIT（ビジット、通所・

訪問リハビリテーションの質の評価データ収集等事業、③CHASE（チェイス、介護に関するサービス・状態等を収集するデータベース）。

①介護データベース

　介護DBは、要介護認定情報、介護保険レセプト情報よりなる。介護DBでは、市町村や介護サービス事業所から国保連合会に送られる「要介護認定情報」と「介護レセプト情報」が収集され、個人情報が匿名化された上で、厚労省の介護DBへ格納される。

　介護DBには要介護認定という利用者の要介護度データが格納されている。この要介護度データは、利用者がどのような状態かを示すデータだ。そしてその利用者に、どこでどのような介護サービスが行われたかは介護保険レセプトデータで明らかになる。そして、その効果判定には再び要介護認定データを用いて、要介護度が悪化したのか、維持改善した状態を把握できる。

②VISIT（ビジット）

　VISITは、通所・訪問リハビリ事業所からリハビリ計画書やプロセス管理表などの情報を2017年より収集し、格納したデータベースである。

　VISITの入力項目は、様式1の興味・関心チェックシート、様式2のリハビリテーション計画書、様式4のリハビリテーション会議録、様式5のプロセス管理表、様式6の生活行為向上リハビリテーション実施計画書などがある。

③CHASE（チェイス）

　CHASEは2020年度から介護保険施設・事業所から任意で収集されることになった。

　CHASEで収集する項目は、「総論」「認知症」「口腔」「栄養」の4つの分野からなる。「総論」には褥瘡、在宅復帰、バーセル・インデックスの指標が入っている。バーセル・インデックスは、日常生活動作（ADL）の機能回復のアウトカム指標だ。次に、「認知症」には認知症行動障害尺度と Vitality Index がある。「口腔」には食事の形態、誤嚥性肺炎の既往歴、「栄養」は身長・体重、栄養摂取量、食事中の摂食・嚥下状況や食欲・食事の満足感などの指標だ。

　CHASEに収集される項目は、当初は全部あわせると265項目もあった。しかし、多忙な介護現場でこの項目をすべて入力するのは非現実的だ。このため自立支援に向けて効果が高いと考えられ、かつ既にほとんどの現場で電子的にデータが集積されている項目を選別する必要がある。その結果、CHASEの基本項目は30項目にまで絞りこまれた。

④ LIFE（ライフ）

　こうした VISIT、CHASE を一体的に運用するため、「科学的介護加算」が 2021 年 4 月介護報酬に導入され注目された。その導入目的は VISIT、CHASE のデータベースを一体運用する LIFE の普及である。

　LIFE でも VISIT と同様、データを収集するだけではなく、LIFE データベースから提供されるフィードバックデータを活用して、ケアプランやリハビリテーション計画を見直してケアの質向上につなげる PDCA サイクルを回すことに意味がある。

（2）科学的介護はリアルワールド・エビデンス

　さらに、現場では LIFE の入力にタブレット端末を導入し、施設内の WiFi を通じてデータ転送を行う。これにより CSV データを抽出できるようになり、データ仕様の標準化にも資することになる。また、LIFE を普及させるため、2021 年改定では「科学的介護推進加算」や、各種加算に LIFE を要件として取り入れた。さらに、こうした科学的介護推進のために地域医療介護総合確保基金から、LIFE 関連設備の導入の補助金も準備されている。

　さて、冒頭にも述べたように科学的介護は「科学的根拠に基づく医療（EBM：Evidenced-Based Medicine）」の介護版とよく言われる。医療における EBM は、1948 年のストレプトマイシンにおけるランダム化比較試験による治験から始まり長い歴史を持っている。ランダム化比較試験では、「診断のついた患者群をくじ引きで無作為に 2 群に分け、一方には実薬を投与し、一方には偽薬（プラシーボ）を投与し、群間でその効果を比較する」という方法をとる。そして、実薬の効果が偽薬より統計的に勝ったとき「エビデンス」として認めた。こうして始まった EBM によって、それまでの経験的な医療が塗り替えられた。

　このように始まった EBM であるが、2010 年ごろから潮流が変わる。新たに出現したのが、リアルワールド・データ（RWD：Real World Data）と、それに基づくリアルワールド・エビデンス（RWE）の出現だ。RWD は診療録、健診データ、レセプトデータ、患者 QOL データなどの実診療行為に基づくビッグデータだ。そして、そこから導き出されたエビデンスが RWE だ。その背景には 2000 年ごろから始まった電子化された大量のデータを収集し、データベースに格納し、分析するデータベース技術の進歩がある。

　さて、科学的介護の立ち位置を見ていこう。科学的介護は VISIT や CHASE などの介護現場でのリアルワー ルド・データに基づいている。介護では、医療におけるランダム化比較試験の時代を一気に飛び越えて、最先端のリアルワールド・エビデンスに着地したようなものだ。その考え方は、医療におけるリアルワールド・エビデンスと同じだ。データベース内で後ろ向きコホート研究を行う。例えば、データベース内で同じ状態の利用者を群に分けて、ある介入行為とそれによる状態変化を群間で比較を行うということに他ならない。

（3）介護サービスのエビデンス

　これまでも介護サービスの効果に関しても、一部の研究者はランダム化比較試験を行っていた。例えば、特別養護老人ホーム入居者について、介入群と対象群に無作為割り付けをし、介入群に「独自の方法論に基づくリハビリを提供した場合」と、対象群とで関節可動域の変化を比較すると、介入群で関節可動域の改善が見られた。また、通所リハビリ利用者を無作為に割り付けし、「標準化された生活行為向上マネジメント」を実施した介入群と通常群を比較すると、ADL、IADL、QOL が介入群で改善したなどの研究である。科学的介護ではこうした検証をデータベース内において、後ろ向きコホート研究で行うことができる。

　さらに科学的介護では、これからデータベース間の連結による果実を手にできる。規制改革推進会議医療・介護ワーキンググループでは、こうした介護データベースと、NDB の連結を以前より主張してきた。デーベースは連結によって情報量が掛け算で増える。

　すでに医科レセプトデータのナショナル・データベースと、介護レセプトデータの連結は、2020 年から始まっている。そして、そのレセプトデータベースに LIFE データベースの連結が 2021 年度から始まる。これによって、一気にリアルワールド・データの射程が医療・介護の全域に広がる。こうした科学的介護データベースの発展を後押しするのが、LIFE による科学的介護と言える。

3．介護サービスの効率化

　規制改革推進会議医療・介護ワーキンググループの課題として、介護サービスの効率化、ICT 化、ロボット化、AI 化も大きな課題である。本項では介護サービスの効率化について振り返ってみよう。

（1）膨大な文書量

　2020 年 2 月に、著者は、規制改革推進会議医療・

介護ワーキンググループ（座長：大石佳能子・メディヴァ社長）に専門委員として出席して驚いた。ヒアリングを行った東京商工会議所によると、以前より介護サービスの現場では、文書の多さや手続きの煩雑さが問題となっているという。

こうした文書量の削減については、厚労省もこれまで以下のような取り組みを行っている。2010年に厚労省は、「介護保険制度に係る書類・事務手続きの見直しに関する意見募集」を行い、これを受けて一部ケアプラン作成工程の作業量削減を行った。しかし、業務効率化については積み残している。2016年6月にはニッポン一億総活躍プランで「介護ロボットの活用促進やICT等を活用した生産性向上の推進、行政が求める帳票等の文書量の半減」などに取り組むとしている。そして、2016年9月に社会保険審議会介護保険部会で、文書量の半減に向けた工程表を作成し、2020年代初頭に「文書量半減」をうたっている。

しかしその現状は、半減どころか依然として介護事業所の保管棚には、各種書類が所狭しと溢れている（図表3-4）。

まず、文書の実態を見ていこう。介護分野では、以下のような文書が飛び交っている。事業所の指定申請関連（事業所の人員・設備基準等）、介護報酬請求関連（加算要件等）、指導監査関連、ケアプラン関連文書などである。また、これらの文書は自治体によって様式や解釈の差異などのローカルルールが存在し、さらにその書類数を増やしている。

そして、これらの効率化に対応するため、申請様式・添付書類の「手続きの簡素化」、自治体ごとに異なる「ローカルルールの解消」、「ケアプラン・ケア記録のICT等の活用」が挙げられている。

まず、手続きの簡素化について見ていこう。手続きの簡素化については、指定申請や報酬請求における「押印の廃止」が挙げられる。押印は法令で求めている訳ではないが、自治体の現場で「原本確認」のために求める事が多い。この対応としては、押印を求める書類は以下の「指定（更新）申請書」、「契約書」等に限定して、それ以外の押印は廃止する。

次に書類提出の簡素化については、新規指定申請については、事前説明や面談の機会等を含めて一度は対

図表 3-4　各種書類が溢れている

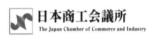
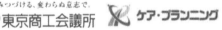

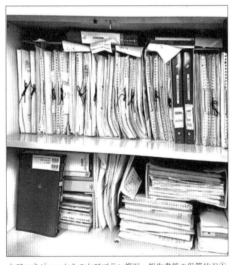
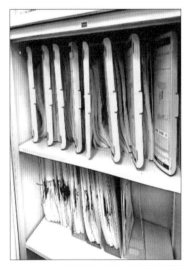

ケアマネジャーからのケアプラン複写・報告書等の保管状況①　　ケアマネジャーからのケアプラン複写・報告書等の保管状況②

出典：規制改革推進会議医療・介護ワーキンググループ（2020年2月）

面の機会を設ける。しかし、それ以外の更新手続きや複数事業所を運営する事業所では更なる対面を必須としないなど、ケースに応じて対面から郵送やメールに切り替えるなどで簡素化する。

また、ICT 化に当たっては、今後検討されるウェブ入力や、電子申請の取り組みとケア記録等の ICT 化がリンクして進むことにより、例えば、ケア記録作成業務と報酬請求業務を一気通貫で行える仕組みや、ケア記録の電子保管でペーパーレスにすることなどが考えられる。

とくに新規ケアプランの作成、認定更新時等に作成する書類が多い。利用者 1 人当たり 16 枚程度にもなるという。また、利用者票について押印は必須ではないが、同意を得たことの証明のために印鑑をもらうことが一般的で、書類が増える原因になっている。

また、事業者により異なる介護ソフトを用いているとデータの互換性がなく、ペーパーレスが進まない。現在進行中の AI ケアプランが始動しても、こうしたソフトの互換性がなければ効率化につながらない。

（2）ICT 化の課題

ICT 化の課題について見ていこう。介護サービス事業所とケアマネジャー事務所（居宅介護支援事業所）も、それぞれの事業所で介護ソフトを用いて ICT 化を図っている。しかし、問題は先述したように介護サービス事業所と、ケアマネジャー事務所の介護ソフトのフォーマットが異なり、互換性がないことだ。例えば、A というケアマネジャー事務所と B という訪問介護事業者が違う介護ソフトを使用している場合、A と B 間でデータのやり取りは不可能だ。このため、いちいち書類を紙で打ち出し、それをファックスでやり取りすることになる。

そのため介護サービス事業所が毎月受け取り、保管する書類が膨大となっている。また、ケアマネジャー側の入力は（ケアマネジャー事務所の利用者数）×（利用しているサービス事業所数）の掛け算になり、膨大な作業量になる。こうした事務作業を行う事務員の雇用費用は、介護報酬に含まれないため、ケアマネジャーが相当な時間を割いて行っているのが現状で、このため利用者に対応する時間が圧迫されている。

図表 3-5　クラウド化で一挙に問題解決！

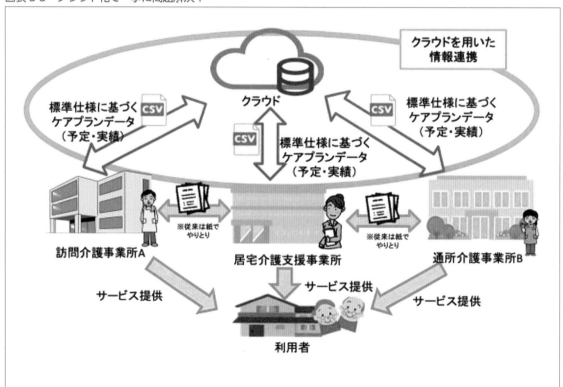

介護分野の文書に係る負担軽減に関する専門委員会(第6回)資料　2020年3月30日

医療・介護ワーキンググループのヒアリングでも、日本商工会議所側から「国で統一したCSVプラットフォームを作り、各ソフト会社がそのプラットフォームを活用する形でアプリケーションを開発すればソフト同士の互換性が図られるではないか？」という意見も出された。また、「どのソフトでもデータ共有ができるようになれば、サービス提供票はモニタリング報告を紙でファックスすることもなくなるし、介護サービス事業所で実績を入力し、それをケアマネジャー側が確認して給付管理することも可能ではないか？」、さらに「スプレッドシートを活用しクラウド上でデータ共有することも可能ではないか？」という意見も聞かれた（図表3-5）。

こうした意見に対して、厚労省側も問題意識は共有していて、「異なるベンダーの介護ソフトを使用している介護事業所間では、データのフォーマットが不統一であることから、円滑な情報連携が行えないという課題がある」ことを認めている。そして、このため「介護事業所におけるICTを活用した情報連携に関する調査研究」（2018年度）で、居宅介護支援事業所と訪問介護事業所等の間でケアプランのデータ連携を行うために必要なデータフォーマットの統一等の実証研究を行い、「CSV方式による標準仕様」を作成したという。この標準使用の活用により「異なる介護ソフト間でもケアプランのデータでの交換が可能となり、情報共有にかかるケアマネジャーの負担が軽減された」ともいう。

こうしたことから、2021年介護報酬改定では、以下の改定を行うとした。これまでケアマネジャー1人当たりの取り扱いできる利用者件数は40件であったが、これを、ICT等を活用した場合には45件まで拡大する措置を取ることなどを回答した。

（3）介護ロボット、ICT活用

また、厚労省からは介護ロボットの活用や、ICTの活用のさまざまな事例も提示された。

これまで介護施設では、ベッドサイドで手書きしたメモ・記録をステーションで管理パソコンに入力していた。これをベッドサイドに持参したタブレット端末でケア記録を直接入力したり、音声記録をしたりして、それがそのままテキスト変換されて管理システムに反映される仕組みを導入することで記録時間が短縮された。

また、これまで介護者が経験的に排泄を観察して、排泄誘導を行っていた。これを、排泄支援機器を使ってタイムリーに排泄誘導を行えるようにして、その記録もデータ連携で自動的にシステムに反映できるようにすることで、時間短縮につながった。

これまでバイタル測定の結果は、ベッドサイドにおいて手書きでメモして、ステーションにもどってからパソコン入力していた。これを、バイタル測定器をベッドサイドに持参し、端末と連動することで、測定結果を入力する業務が不要になり、時間短縮になった。

看取りケアで、見守り機器によりバイタルの変動を自動で常時確認、結果はシステムと連動して記録することで、職員の負担軽減になった。

ベッドサイドで利用者・ケアに何か気付きがあれば、ベッドサイドに居ながらインカムで専門職と相談できるようになった。

特養のユニットケア内で職員が一人勤務のとき、おむつ交換などで応援職員が必要な際に、インカムの同時通信機能などを使用して、PHSなどを介せず、即座に応援を依頼できて即応性が高まった。

（4）見守りセンサーによる介護報酬支援

こうした中で、2020年介護報酬改定では、見守りセンサーを介護報酬で評価した。

夜勤職員配置加算とは、介護保険施設で夜間の人員基準より多い職員を配置、つまり「加配」をした場合に加算されるものだ。対象は、介護老人福祉施設、短期入所生活介護事業者、地域密着型介護老人福祉施設である。

こうした見守りセンサーの導入で、業務時間の短縮が図れることがわかっている。「2020年度介護ロボット導入支援及び導入効果実証研究事業」では、見守りセンサーを利用者の10％に導入すると6.7％の業務時間短縮につながり、導入割合30％では17.5％の短縮、導入割合50％では24.6％の減少、導入割合100％では、26.2％の減少する結果が得られている（図表3-6）。

このため2020年介護報酬改定では、見守りセンサーを100％導入したり、インカムを夜勤職員が全員装備した場合、従来の加算に必要な職員配置1人を半分の0.5人でもよいこととした。

以上、介護サービスの効率化について見てきた。介護現場の人手不足は深刻だ。介護サービスにおける山積する課題を解決するには、よほどの大ナタを振るわなければ、これから10年たっても介護の事情は変わらないだろう。まずは、押印廃止、ローカルルール解消、介護ソフトの互換性の仕組みづくりが喫緊の課題だ。そして、ICT、ロボット、AIによる介護現場の業務効率化と、それを妨げている規制の緩和が待ったなしだ。

図表 3-6　夜間における見守りセンサーの導入割合と直接介護・巡視時間の相関について

○ 介護施設における業務時間（直接介護+巡視移動時間）と利用者に占める見守りセンサーの導入割合の相関を見てみると、導入割合0%の場合の業務時間に対して、導入割合10%導入では6.7%減少、導入割合30%では17.5%減少、導入割合50%では24.6%減少、導入割合100%では26.2%減少する結果となった。

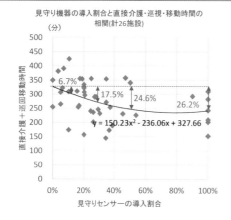

見守り機器の導入割合と直接介護・巡視・移動時間の相関（計26施設）

$$y = 150.23x^2 - 236.06x + 327.66$$

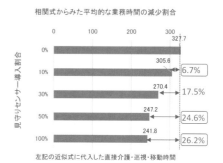

相関式からみた平均的な業務時間の減少割合

左記の近似式に代入した直接介護・巡視・移動時間

※ x に「見守り機器導入率」の値を代入したときの y の値

※ 調査対象施設は26施設を掲載している。20施設については導入前後の事前調査と事後調査の結果を、6施設については導入100%の実証施設であって、通常時の担当利用者数でみた場合の結果のみを用いた。
※ 調査対象の26施設のうち、特養が24施設、老健が2施設である。
※ 散布図中の1プロットは各施設の職員業務調査（タイムスタディ）の5日分を平均した値を用いた。
※ 一部インカム等のICTを活用している施設が含まれている。

出典：「令和2年度介護ロボット導入支援及び導入効果実証研究事業」

4．介護施設における医療的ケア

2019年10月より、著者は、内閣府の規制改革推進会議の医療・介護ワーキンググループ（座長：大石佳能子・メディヴァ社長）の専門委員を務めている。規制改革推進会議とは、経済社会の構造改革を進める上で必要な規制の在り方、例えば、情報通信技術（ICT）の活用や、その他手続の簡素化による規制の在り方の改革などを調査・審議する会議で、内閣総理大臣の諮問機関である。2019年10月以来1カ月に2回ペースの開催で、2020年6月の経済財政運営と、改革の基本方針（骨太の方針）へ向け精力的に検討が進んでいる。

医療・介護ワーキングの検討テーマは、介護系としては介護AI・ICT・ロボット、介護生産性向上などがある。また、医療系テーマとしては昨今の働き方改革におけるタスク・シフティングやオンライン診療、スイッチOTCなどを検討している。

本項では2020年3月の医療・介護ワーキンググループで取り上げられたテーマ、なかなか進まない介護施設における医療的ケアの実践について見ていこう。

（1）介護施設における医療的ケア

さて、2020年3月の同ワーキンググループのテーマは、「介護職員等によるケアの円滑な実施に向けた取り組み」だった。とくに、介護施設における医療的ケアの実態についてヒアリングが行われた。ヒアリングは在宅医療を行っている医療法人社団悠翔会理事長・診療部長の佐々木淳先生からお話を伺った。佐々木淳先生によると、介護施設では以下の医療的ケアの実践が困難だという。①点滴、②吸引、③在宅酸素療法、④経管栄養、⑤インスリン、オピオイドの管理。

例えば、①の点滴については、「介護施設内では点滴は原則禁止、やってもいいが訪問診療で対応すること」、「点滴のボトル交換、ライン交換、点滴の見守りは協力するがすべて日勤帯で完結すること」。

②の吸引については、「夜は看護師が不在により夜間吸引は対応できない」、「夜間の吸引が必要なら訪問看護・訪問診療で対応せよ」。

③在宅酸素療法については、「夜は看護師が不在により在宅酸素は受け入れることはできない」、「夜間チューブ外れなどが生じても、本人以外は対応できない」、「夜間ボンベと酸素濃縮器の付け替えはできない」、「夜間のチューブ外れ等の対応は往診、対応せよ」とのことだ。

図表3-7　介護施設別職員設置基準

施設名	医師の配置義務	看護師の配置義務	医療行為の充実度
介護付き有料老人ホーム	なし	あり	施設による
グループホーム	なし	なし（任意）	充実していない
老人保健施設	あり	あり	充実している
特別養護老人ホーム	あり（非常勤可）	あり	施設による

④経管栄養については、「夜間は看護師が不在なので、経管栄養は日中にすべて完了すること」、「経管チューブからの投薬はできない」、「自己抜去した際の暫定対応ができない」。

⑤インスリンやオピオイドについては、「投与量の設定から注射まで自己管理が原則」、「看護師不在の時間帯はインスリン注射、オピオイドにはタッチできない」など。

結局、こうした介護施設における医療的ケアが制限されていることにより、介護施設での医療的ケアは、すべてを訪問診療・看護で対応するか、入院するかの選択肢しかない。

（2）介護施設における看護師の配置

著者は、栃木にある国際医療福祉大学の本校のクリニックで週2回外来を行ってきた。クリニックの周囲には大学の関連の特別養護老人ホームや、障害者施設、グループホームなどが併設されている。ある夏の夕方、グループホームから脱水の高齢の患者さんがクリニックに搬送されてきた。点滴が必要なので、「グループホームで点滴お願いできますか？」と聞くと、「夜間、看護師がいないので点滴はできません」とのこと。クリニッ

クも日勤帯しかオープンしていないので、対処は無理とのこと。結局、近くの地域包括ケア病棟をもつ病院に急遽、紹介入院となった。

さて、こうした介護施設における看護師の配置はどうなっているのだろうか？

介護付き有料老人ホーム、グループホーム、老人保健施設、特別養護老人ホームなどの介護施設系サービスにおける看護師の配置義務を見ていこう。介護付きの有料老人ホームでは看護師の配置義務はあるが、必ずしも24時間配置とは限らない。グループホームは、看護師配置は任意で、配置していないところも多い。老人保健施設、特別養護老人ホームは、看護師の配置義務がある（図表3-7）。やはり医療行為で問題になるのは、看護師配置が義務付けられていないグループホームといえる。

ただし、看護師が配置されている介護施設でも、施設によって医療的ケアの対応には大きく差がある。介護施設の看護師に認められている医療行為は以下の7種類だ。①インスリン注射、②中心静脈栄養、③経管栄養（胃ろうなど）、④痰（たん）の吸引、⑤人工呼吸器の管理、⑥在宅酸素、⑦褥瘡への処置。ただ、これらの医療的ケアも実際には施設の方針によって対応が施

図表3-8　介護施設で看護師が対応できる主な医療行為

おおむね対応が可能	施設によっては対応が可能	対応が困難
・胃ろう	・インスリン注射	・人工呼吸器の使用
・膀胱留置用カテーテル	・人工透析	・気管切開
・在宅酸素	・経管栄養	・感染症
・人工肛門	・日中の痰の吸引	・ALS（筋萎縮性側索硬化症）
・褥瘡処置	・常時の点滴	
	・終末期ケア	
	・末期がん	

設ごとに異なる。看護師がいればおおむね対応ができる、施設によっては対応可能、看護師がいても対応困難な医療行為の一覧を前ページの**図表3-8**にまとめた。

このように看護師が配置されていても、その対応は施設によりまちまちだ。前述のヒアリングのように施設の方針で、「原則点滴を行わない」ところから、**図表3-8**のように「常時の点滴」を受け入れるところまで、さまざまだ。前述のように「在宅酸素療法を受け入れられない」ところから、「受け入れ可」のところまで、これも対応に差異がある。経管栄養やインスリン注射についても同様だ。また、人工透析をも受け入れるところまでと、施設間における医療的ケアの格差は大きい。また、24時間看護師が常駐しているか否かで対応にも大きなばらつきがある。多くの施設では、看護師の勤務は日勤体制（遅番や早番を含む）で採用している。理由は、病院と異なり病状が安定している入居者が多く、介護保険法でも24時間の看護体制までは求めていないからだ。夜間に容態が急変した場合には、嘱託医の往診や協力病院への搬送を行うことになる。

（3）介護施設で介護福祉士ができること

こうした夜間の対応については、処置の内容によっては、介護職員が代行する場合がある。しかし、介護福祉士に認められている医療行為は、看護師よりもより制限を受けている。介護福祉士が行える医療行為は、以下の9つだ。

①体温測定
②血圧測定
③皮膚疾患に対する処置（消毒、絆創膏の貼り付けなど）
④軟膏の塗布
⑤湿布の貼付
⑥点眼薬の点眼
⑦内服薬の内服介助
⑧座薬の挿入
⑨鼻腔粘膜への薬剤噴射の介助

しかし、上記の処置は大人ならば自分自身で、小さい子どもならば親が代行して施せるレベルの行為であって、決して専門性が高いとは言えない。しかし、これでも以前と比較すると格段にその範囲が緩和されているのだ。かつては介護職員によるこういった行為はもちろん、爪きりや耳かきを施すことすら禁止されていた時代があった。

しかし、高齢化社会の進行により、介護施設においても医療行為のニーズが高まってきた。このため介護

職員に認められる医療的ケアが徐々に増えてきた。

こうした中で、介護福祉士の医療的ケアの範囲の規制を緩和しようという流れも生まれた。それが、2012年4月の社会福祉士及び介護福祉士法の一部改正により、これまで看護師が行っていた「痰の吸引」と「経管栄養（胃ろう）」の処置が一定の研修を受けた介護福祉士にも認められるようになった。いわば、看護師から介護福祉士への一部看護行為のタスクシフトが起きたのだ。しかし、2012年以降10年近く経つのだが、その他の医療行為、例えば、点滴や在宅酸素等が介護福祉士にタスクシフトされることはなかった。

（4）海外事情〜ドイツの老人介護士〜

さて、日本ではこのように介護福祉士が行える医療的ケアは極めて限定されている。しかし一方、海外をみれば介護福祉士が医療的ケアを行う例がある。例えば、ドイツでは老人介護士（Altenpfleger：アルテンフレイガー）は、日本の介護福祉士と同様に介護福祉の国家資格である。しかし、その業務は介護福祉士としての業務の他に、看護師と同様に、注射、点滴カテーテル及び胃管の装着、浣腸、薬を服用させることなども実施することができる。

では、この老人介護士がドイツで誕生した経緯をたどってみよう。ドイツで老人介護の専門職の養成が始まったのは、比較的早く1960年代の病院の中であった。当時のドイツの高齢化率は12%で、入院患者に介護の必要な高齢者が増え、そして、病院では医療の高度化とともに働き方改革で医療従事者の労働時間が短縮したことから、病院内で老人介護の専門職の養成に迫られた。

最初はまず、入院中の老人介護には、子育て経験のある主婦が介護に適するのではないかと考えられ、主婦層を対象に短期間の研修による養成が行われた。しかし、その実践のなかで、短期間でわずかばかりの介護や医学だけの知識の伝達だけでは、十分な老人介護ができないことが明らかになり、2年間の教育による老人介護士の専門家の養成がドイツの各州で行われるようになったのである。

一方で、ドイツ各州で教育年数などの違いが見られたこともあり、2003年にドイツの連邦法である老人介護法が制定された結果、老人介護士の全国統一的な養成教育が整備された。これにより、老人介護士の資格は、3年間の養成教育を受け、国家試験に合格にすることによって与えられる国家資格となった。3年間の老人介護士を看護師の養成カリキュラムと比較してみよう。

4. 介護施設における医療的ケア 75

図表 3-9　老人介護士及び看護師の養成教育制度の比較

	老人介護士	看護師
資格取得方法	州の許可(所定の養成教育終了＋国家試験合格)	州の許可(所定の養成教育終了＋国家試験合格)
養成期間	3 年	3 年
養成目的	高齢者の介護を自立して、かつ、自己責任で行うために必要な知識、能力及び技能を習得させること	疾病の予防、治療などに責任を持って協力するために必要な専門能力を習得させること
授業の実施主体	州の承認を受けた養成校	州の承認を受けた養成校(病院に併設又は病院と連携)
入学資格	実業学校終了¹⁾又はそれと同等	実業学校終了¹⁾又はそれと同等
授業時間数	2,100 時間以上	2,100 時間以上
実習時間数	2,500 時間以上(このうち2,000時間以上は高齢者のための入所施設又は介護サービス事業で実施)	2,500 時間以上
国家試験	筆記、口述及び実技試験	筆記、口述及び実技試験

注: 実業学校終了時には 10 年間の学校教育を終了している。出所: 松本(2011)より抜粋。

両者とも 3 年間の教育で講義時間数、実習時間数共に同じである（図表 3-9）。

　ドイツでは老人介護士は，医療的介護と社会福祉的介護の両方の専門的知識を備えた専門家であると考えられている．このため老人介護士の養成カリキュラムは、解剖学，生理学，老年医学，老年精神医学，薬学，衛生学などであり，医学関係の科目が多い。

　日本の介護福祉士養成のための現カリキュラムでは、医学関係科目は医学一般と精神保健である．一方、ドイツの老人介護士のカリキュラムは、日本の介護福祉士より圧倒的に医学関係の科目の占める割合が多い。その理由は前述のようにドイツの老人介護士がもともと病院の介護職から派生してきたという歴史的な理由に基づく。

(5) 日本の介護福祉士の歴史

　では、あらためて日本の介護福祉士の歴史を振り返ってみよう。もともと日本では、高齢者の介護は基本的に家族が行うか、特別養護老人ホームなどの施設では、

「福祉寮母」と呼ばれる職種の人たちが行っていた。しかし、高齢者人口の増加と核家族化の進展などにより、これまでのような介護のあり方では対応が難しくなってきた。このため今まで以上に介護の重要性が認識されはじめるようになり、国家資格をもつ専門職の要望が高まった。

　これを受けて 1987 年、旧厚生省が「社会福祉士及び介護福祉士法」を制定した。その中で介護福祉士は、「身体上または精神上の障害があることにより日常生活を営むのに支障がある者につき心身の状況に応じた介護を行い、並びにその者及びその介護者に対して介護に関する指導を行うこと」と定義された。これが介護福祉士の始まりで、日本では介護福祉士はあくまでも「福祉職」としての扱いである。

　実は、日本の介護福祉士のように国家資格をもつ介護職種は世界的にもめずらしい。先のドイツの老人介護士も国家資格であるが、前述したようにもともと病院の介護職からスタートしたので、どちらかというと看護職に近い介護職といえる。しかし、このドイツの国

家資格としての老人介護士も世界的にめずらしい。英米系では、高齢者介護に従事する職種を看護助手（nurse aide, nursing assistant）と位置付けて、医療職の1つとしている。しかし、こうした職種を国家資格としている国はない。また、介護施設で高齢者介護を行っている職員は、ケアギバー（caregiver）とか助手（aide）と呼び習わしている国が多い。そして、これらの職種は統一された基準に基づいた職種ではなく、国家資格もない。

　こうした意味では、日本とドイツが、介護福祉士と老人介護士を国家資格として認めている世界でただ2つの国といえる。ただ繰り返しになるが、この2つの国の違いは、ドイツの老人介護士は病院由来でどちらかというと看護職に近いのに対して、日本の介護福祉士は「福祉寮母」由来で、福祉職という違いがある。

（6）今後へ向けて

　話がやや横道にそれた。規制改革推進会議医療・介護ワーキングの冒頭の「介護施設における医療的ケア」の課題に戻ろう。解決策はなんだろう？　まずは、介護施設への看護師の配置の増員だ。とくに、グループホームにおける看護師配置を考えるべきだろう。また、介護付き有料老人ホーム、特別養護老人ホームや、老人保健施設などの看護職員の夜間配置を増強することも必要だ。

　いまや特別養護老人ホーム、老人保健施設、介護付き有料老人ホーム、グループホームなどのベッド数は150万床近くにも達しており、もはや病院の病床をはるかに上回って増えている。これから2025年へ向けて病院病床は地域医療構想のもと、さらに減少していく。このため病院から医療ニードの高い患者が介護施設に移行する。病院の看護師の介護施設へのマンパワーシフトが今後の課題だ。

　次に、日本の介護福祉士における医療的ケアの充実だ。さすがに、今からドイツの老人介護士を日本で養成するというのは無理がある。それよりも登録数で160万人に達している介護福祉士に、さらなる医療ケアのタスクシフトを行うべきだろう。2012年4月の社会福祉士及び介護福祉士法の一部改正で認めた「痰の吸引」と「経管栄養（胃ろう）」などの医療的ケアをさらに拡大すること、それに応じて介護福祉士の教育の中に、医療的ケアのカリキュラムを大幅に増やしてはどうだろうか？

■参考文献
・三原博光．ドイツにおける老人介護士養成教育の動向と課題．山口県立大学看護学部紀要，第2号 p.23-9，1998年.
・小川全夫．国際化する介護人材養成の課題と論点．都市政策研究，第18号 p.27~46（2017年3月）.
・松本勝明．ドイツにおける医療・介護の連携：サービス供給システムと専門職（〈小特集〉高齢者ケアの供給システムとサービス従事者）．社会政策3巻（2011）3号，p.58-67.

5．社会福祉連携推進法人

　2020年6月の規制改革推進会議第6次答申では、介護事業経営の効率化に向けた大規模化、効率化を上げている。介護事業所を運営する社会福祉法人は全国2万あるが、その9割が小規模法人で、経営の安定化、効率化のためにはその大規模化が必要である。2020年6月5日、通常国会で「地域共生社会の実現のための社会福祉法等の一部を改正する法律案」（以下、改正社会福祉法）が可決成立した。こうした小規模法人を連携し、一体的に運営する社会福祉連携推進法人制度の創設などが盛り込まれている。本項ではこの中でも社会福祉連携推進法人制度について振り返ってみよう。

（1）社会福祉法人とその経営実態

　そもそも社会福祉法人は、社会福祉法の定めに従って社会福祉事業を行うことを目的として設立される公益法人だ。社会福祉事業としては、児童福祉施設（保育園）、高齢者福祉事業、障害者事業などさまざまだ。法人税上では公益法人等であるため、一部を除き非課税の優遇措置がある。非営利とみなされた事業には、法人税や消費税、固定資産税が原則免除される。また、経営主体は、特別養護老人ホーム（特養）などの入所系の福祉施設は、第1種社会福祉事業とされ、社会福祉法人と自治体の占有事業である。第2種事業は訪問介護やデイサービスなど在宅系サービスで、株式会社やNPO法人なども参入可能だ。

　さて最近、介護事業環境の大幅悪化に伴い、社会福祉法人でも破綻するところが出始めている。2018年12月には、神奈川県で高齢者介護施設などを運営する社会福祉法人「大磯恒道会」（大磯町）が、東京地裁に破産を申し立て、業界に衝撃が広がった。負債額は6億4,400万円だった。

2019年10月には、静岡市で、愛知県に法人本部がある社会福祉法人ライトが経営する3カ所の特養が経営破綻し、合わせて133人の入居者が同市内外の61の特養や老人保健施設に転居を余儀なくさせられた。破綻の原因は、「辞めた多くの職員の補充が追い付かないため、必要な職員配置ができなくなった。そのため入居者数を減らし、収支の悪化を招いた」とのことであった。

東京商工リサーチの調べによると、2019年の「老人福祉・介護事業」倒産が111件で、2016年の108件から4年連続の100件台と倒産が高止まりしている（図表3-10）。さらに、2020年は新型コロナの影響もあり、その倒産件数が増えることが危惧される。

こうした背景にまず、介護の人手不足と人件費の上昇がある。とくに、ヘルパー不足が深刻な訪問介護事業者の倒産が急増し、倒産件数を押し上げている。社会福祉法人は、全国で約2万法人あるが、加入職員100人未満のいわゆる小規模法人が約9割を占めていて、その倒産が増えている。

（2）社会福祉法人のグループ化の事例

こうした小規模事業所の多い社会福祉法人について、その大規模化や複数法人のグループ化が経営の合理化、安定化には欠かせない。まず、社会福祉法人の大規模化、グループ化の指摘を行ったのは、2013年8月の社会保障制度改革国民会議報告書で、以下のように述べている。「社会福祉法人については、経営の合理化、近代化が必要であり、大規模化や複数法人の連携を推進していく必要がある。また、非課税扱いとされているにふさわしい、国家や地域への貢献が求められており、低所得者の住まいや生活支援などに積極的に取り組んでいくことが求められている」。

ではまず、社会福祉法人の複数法人による連携、社会福祉法人のグループ化について事例を見ていこう。グループ化で成功した事例が京都にある。京都市内の3法人が協力して「グループ・リガーレ」を2010年に結成し、その後、7法人に増え、12年に本部を兼ねる地域密着型総合ケアセンター「きたおおじ」を大徳寺の隣接地に建てた。7法人による連携及び共同事業としては、1法人では困難な課題に挑むこととして、以下を行った。①介護サービスの質の標準化、②介護人材の確保・育成、③経営管理機能の強化である。①については本部からの各法人への定期的なスーパーバイザーの巡回訪問によるサービスの質の標準化、②は研修や採用活動の共同化、将来的には法人化の人事異動など、③は老朽化施設の改修や地域展開への経営戦略支援などである（図表3-11）。

グループ本部を兼ねている「きたおおじ」を運営する社会福祉法人「リガーレ暮らしの架け橋」の理事長の山田尋志氏は、グループ化を呼びかけたリーダーでもある。「住民のために地域密着特養や小規模多機能型居宅介護を作ろうとしたが、開発人材に乏しい中小法

図表 3-10　老人福祉・介護事業の倒産　年次推移

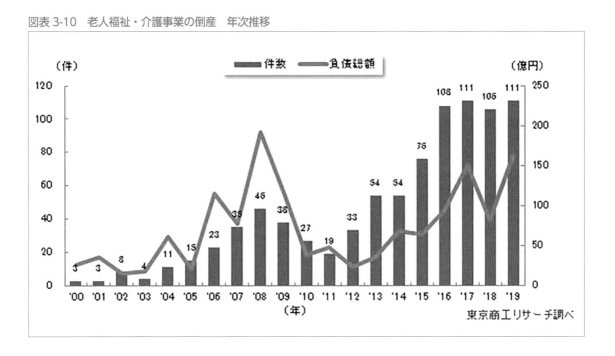

図表 3-11　社会福祉法人の協働化の例

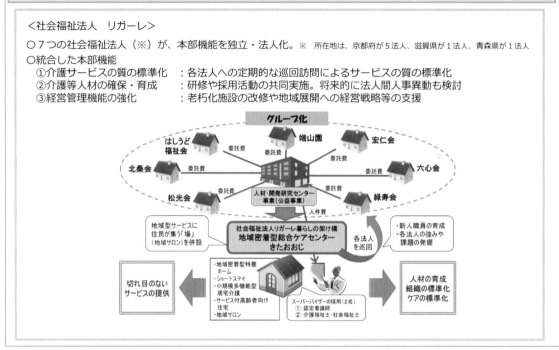

○　介護サービス等の事業を行う複数の法人が、人材育成・採用などの本部機能を統合・法人化することで、ケアの品質の底上げや研修・採用活動のコスト減を図るなどの取組も存在。

＜社会福祉法人　リガーレ＞

○７つの社会福祉法人（※）が、本部機能を独立・法人化。　※　所在地は、京都府が５法人、滋賀県が１法人、青森県が１法人
○統合した本部機能
　①介護サービスの質の標準化　：各法人への定期的な巡回訪問によるサービスの質の標準化
　②介護等人材の確保・育成　　：研修や採用活動の共同実施。将来的に法人間人事異動も検討
　③経営管理機能の強化　　　　：老朽化施設の改修や地域展開への経営戦略等の支援

出典：平成 28 年度老健事業「地域包括ケアシステム構築に向けた効果的・効率的なサービス提供のあり方に関する調査研究事業」

人では難しいので、グループを結成し、経験のある法人がサポートする形を目指した。そこで人材が定着する組織風土や、ケアの質を標準化する仕組みの共有が最大の課題と考え、採用や研修に力を入れ出した」と述べている。だが一方、本部機能を持つ「きたおおじ」の建設、運営については社会福祉法人の限界を感じたという。各法人から資金拠出による新法人設立を考えたが、各社会福祉法人が資金を外部に持ち出せないという制度の壁に突き当たったという。このためやむなくグループ内の一法人の施設という形を採らざるを得なかった。

　こうしたグループ化の例として、この他にもいくつかの例がある。例えば、山形市内の特養 19 法人の施設長連絡会が運営する協同事業の例である。この協同事業では、福祉避難所として既に指定されている介護施設がその知見を活かして、これから指定を受けようとしている施設への助言や支援を行うことや、引きこもりや障がい者、刑務所出所者対象の介護施設体験や、就労支援の場の提供、買い物難民の高齢者用の送迎バスの運営などを協同で行っている。

　兵庫県の加西市社会福祉協議会が運営するグループ

事業例としては、災害時の市区町域内での福祉関係者による災害ネットワーク事業を行っている。災害時には事業の継続運営のみならず、要援護者への緊急的な対応が必要となってくる。また、要援護者のみならず、一般市民も福祉施設に避難してくることが想定される。こうした災害時の社会福祉法人の施設の福祉避難所としての合同演習を実施し、災害時の対応を目指している。また、こうしたネットワークは平時には、児童、障がい者、高齢者を対象とした各分野の福祉法人ネットワークであることを活かして、包括的なワンストップ相談支援拠点の設置を目指し、その第一歩として健康福祉祭りや、福祉フェスタなどのイベントを行っている。

　また、地域共生社会について地域住民との学びの場として講演会の開設や、実践の場と「みんなで晩ごはん事業」などで子供や高齢者の孤食防止を行っている。

　また、佐賀県の多久市社会福祉協議会では、社会福祉法人の連携による相談支援を行っている。困難事例に対して、救護施設、特養、障がい者施設等法人から職員を派遣してもらい、法人間ネットワークを形成し、関係機関を巻き込みながら相談支援を行っている。ま

た、既存の制度では対応できない支援・サービス、例えば、生活困窮者に対する援助事業や、福祉教育、福祉人材の育成事業、福祉イベントの開催、就労体験の場の提供など社会参加への応援事業も行っている。

（2）社会福祉法人の合併・事業譲渡

さて、社会福祉法人の大規模化には合併・事業譲渡も含まれる。国は介護保険制度のスタート以来、社会福祉法人の合併・事業譲渡にも旗を振ってきた。ただ合併はこの10年間で年間10件から20件の間を推移しているにすぎず、あまり増えてはいない。合併の理由は、業績不振法人の救済が最も多く、合併によって消滅した法人の収益規模は9割以上が5億円未満の小規模事業者だった。その他の合併理由としては、人的資源の効率化・合理化が理由として挙げられている。

経営難や人材不足で、社会福祉法人の合併ニーズが高まっている。このため合併手続きの環境を整えるため、国は2016年の社会福祉法人制度改革の際に、一般社団法人を参考に合併に関する規定の整備も行った。にもかかわらず、合併件数がそれほど伸びていない。その理由としては、合併・事業譲渡には相当の資金が必要であること、法人間の歴史や理念の違いから合併合意を得るのが簡単でないこと、合併手続きの煩雑さや所轄庁が合併・事業譲渡に慣れていないことなどが挙げられる。

（3）社会福祉連携推進法人

こうした中、社会福祉法人の複数法人のグループ化や、合併・事業譲渡以外の中間的な選択肢として、今回の主題の「社会福祉連携推進法人制度」（以下、連携法人）の検討が始まった。

厚生労働省は、2019年12月に「社会福祉法人の事業展開等に関する検討会」（座長：田中滋・埼玉県立大理事長）で連携法人の検討を行い、報告書案を示した。この報告案が今回の改正社会福祉法の連携法人に連なる。

報告書では、今後の社会福祉法人の連携・協働化の手法を、①社会福祉協議会や法人間の連携、②社会福祉法人を中核とする連携法人（社会福祉連携推進法人）、③合併・事業譲渡の3パターンに整理した（図表3-12）。

この2番目の選択肢として連携法人が担う業務は、「地域共生社会実現に向けた連携」、「災害対応に係る連携」、「福祉人材確保・育成」、「生産性向上のための共同購入など社会福祉事業の経営に係る支援」、「社会福祉法人への貸付」の5項目だ。これまで社会福祉法人間の

図表3-12　社会福祉法人の連携・協働化の整理

①社協や法人間の連携
・社協を中心とする複数法人間連携の推進
・小規模法人間連携の推進や課題の把握
・平時からの災害に備えた支援体制の構築

②社会福祉法人を中核とする連携法人
・法人格は一般社団法人。所轄庁が認定
・参加法人の過半数は社会福祉法人。議決権の過半数は社会福祉法人
・業務内容は福祉人材確保・育成、資金貸し付けなど。都道府県域を超えて活動可能
・資金貸し付けは条件付きで認める
・貸し付け業務を除き、会費と業務委託費で運営
・理事会は必置。地域関係者などによる評議会を設置
・財務諸表の公表義務、残余財産の帰属先などは社会福祉法人と同様

③合併・事業譲渡
・好事例の収集やガイドラインの策定
・会計処理に関する別途検討会における整理

連携方策は、社会福祉協議会や法人間の緩やかな連携や合併、事業譲渡しかなかった。これが第三の選択肢としての社会福祉連携推進法人の創設により、社会福祉法人それぞれの自主性を確保しつつ、良質な福祉サービスの提供と法人の経営基盤の強化に向けた連携を促進することが期待されている。

（4）社会福祉連携推進法人の詳細

では、具体的に社会福祉連携推進法人について見ていこう。連携法人は社会福祉法人や自治体、医療・公益・NPO法人なども参加が可能である。そして、連携法人内で資金の融通を可能とする。資金の融通は連携法人を介して行い、その内容については所轄庁が認定する（図表3-13）。

社会福祉法人が収益の法人外支出が禁止されていることを踏まえ、限定的に認める仕組みが作られた。社会福祉法人が貸し付けできる額を本部経費（各事業の収益のうち法人本部に充てられる額）の範囲内とし、集まった資金は他の資金と分けて管理し、貸し付け以外の使用を禁止する。貸し付けを受ける社会福祉法人は、自法人への貸し付けについて議決権はなく、重要事項を決める際は連携法人の承認を必要とする。

検討会では以下のような意見も出された。まず、全国社会福祉法人経営者協議会の宮田裕司氏は、「社会福祉法人の経営基盤の強化に向けた選択肢の1つとして、連携法人が提案されたことはおおむね良い。まずは社会福祉協議会を中心にした連携が重要。その上で必要があれば、連携法人の活用、事業譲渡や法人合併という順番で検討すべきだ」。

また、キヤノングローバル戦略研究所の松山幸弘氏は、「連携法人は、好事例が出てくれば広がるのではな

図表 3-13　社会福祉連携推進法人制度の創設

○　人口動態の変化や福祉ニーズの複雑化・複合化の中で、社会福祉法人は、社会福祉法人の経営基盤の強化を図るとともに、こうした福祉ニーズに対応することが求められている。

○　このため、社会福祉法人間の連携方策として、「社会福祉協議会や法人間の緩やかな連携」、「合併、事業譲渡」、「社会福祉法人の新設」に加え、新たな選択肢の一つとして、社会福祉法人を中核とする非営利連携法人である「社会福祉連携推進法人」を創設する。

（※）合併認可件数は、年間10〜20件程度。

（→　社会福祉法人等が、法人の自主的な判断のもと、円滑に連携・協働しやすい環境整備を図る。）

社会福祉連携推進法人（一般社団法人を認定）

【社員総会】（連携法人に関する事項の決議）
連携法人の業務を執行
【理事会】（理事6名以上及び監事2名以上）

意見具申（社員総会、理事会は意見を尊重）

【評議会】（地域関係者（福祉サービスを受ける立場にある者、社会福祉に関する団体、地域福祉の実情を知る専門家等）の意見の集約）

※所轄庁（都道府県知事、市長（区長）、指定都市の長、厚生労働大臣のいずれか）社会福祉法人と同様。事業区域等により決定。

要件を満たしたものを認定・監督

【社員の範囲】
・　社会福祉法人その他社会福祉事業を経営する者
・　社会福祉法人の経営基盤を強化するために必要な者

【社会福祉連携推進業務】
・　地域共生社会の実現に資する業務の実施に向けた種別を超えた連携支援
・　災害対応に係る連携体制の整備
・　社会福祉事業の経営に関する支援
・　社員である社会福祉法人への資金の貸付
・　福祉人材不足への対応（福祉人材の確保や人材育成）
・　設備、物資の共同購入

※　人材確保の業務の一環として、連携法人の社員（社会福祉事業を経営する者）が行う労働者の募集の委託について、一定の要件のもと、労働者の委託募集の特例を認める。

※　社会福祉連携推進法人は、上記以外の業務について、社会福祉連携推進業務への支障を及ぼす恐れがない範囲で実施可能。社会福祉事業を行うことは不可。

出典：厚生労働省　社会福祉連携推進法人の運営の在り方等に関する検討会資料（2020年11月）

いか。初めから完璧なものはつくれない。貸し付けの自由度を高めることを含め、見直していけばよい。社会福祉法人は、地域包括ケアにおける生活支援を担い、存在意義を示してほしい」。日本福祉大の原田正樹氏は、「連携ありきではない。大事なのは、社会福祉協議会や社会福祉法人が自発的に参画し、どんな重層的なセーフティネットをつくっていくかを構想することだ」。

（5）地域医療連携推進法人の経験

さて医療分野では、2015年に改正医療法で、医療版の連携推進法人である「地域医療連携推進法人」が制度化され、2017年4月からスタートし、すでに26法人が名乗り挙げている。今回の連携推進法人その福祉版という位置付けでもある。その代表格である日本海ヘルスケアネットを見ていこう。

2018年4月、日本海総合病院を運営する山形県・酒田市病院機構など、酒田地区で医療や介護、福祉に携わる9法人が「日本海ヘルスケアネット」を発足させた。

設立の趣旨は、急速に進む少子高齢化と人口減少に対し、各法人が連携したり、機能を分担し、医療や福祉を安定的に提供するのが目的である。参加する9法人は、酒田地区の医師会、歯科医師会、薬剤師会のほか、酒田市内の民間病院、特別養護老人ホームや、介護施設などを運営する法人である。総ベッド数は1,200床近くある。連携区域は庄内地方全域となる。すでに法人化する前から、日本海総合病院（646床）と本間病院（154床）は、当直医を派遣したり、手術の集約化をしたりする実質的な連携が始まっていた。また今後、透析機能などの病院機能の集中化や、病床融通、在籍出向による人材融通や、資金貸付、医療機器の共同利用化、さらには、推奨医薬品リスト（フォーミュラリー）による医薬品使用の適正化を図るという。また、退院後もスムーズにケアが受けられるよう、在宅医療機関や介護事業所との情報共有をさらに進めて、地域包括ケアシステムの構築を目指すという。

酒田市病院機構の栗谷義樹理事長は、「地域で医療や介護サービスを継続して受けられる基盤づくりができた」と話している。このように医療版の連携推進法人は、地域の特性に応じて今後、人口減が急速に進む地方を中心として増加の一途をたどるであろう。

　ただ、今回の福祉版の連携法人はまだまだその活動内容が分かりにくく、全国的に周知されているとは言い難い。しかし、医療版の連携法人もスタート当初はその必要性を疑問視する声があった。普及した背景には、とくに人口減の激しい地方において、同じような機能をもつ医療機関がお互い患者や人材を奪いあっていれば、いずれ共倒れという危機感があったからだ。社会福祉法人でも事情は同じだろう。まずは事例を積み上げて、「参加することのメリットを分かり易く周知すること」（国会付帯決議）が必要だろう。

　連携法人の発足は「改正社会福祉法の公布後2年以内」とされる。今からでもその発足へ向けての検討を始めてみてはどうだろう。

コラム③　高齢者在宅医療・介護とエビデンス

　高齢者の在宅医療・介護サービスに対して、診療報酬や介護報酬を通じて保険償還がなされている。そして、近年それらの在宅医療・介護の評価に関する研究の蓄積もなされている。そして、こうした研究論文の系統的レビューを行うことで、そのエビデンスの確信性や、そのサービスの推奨の程度を明らかにするガイドライン作りも盛んだ。今回のこうしたガイドラインのうち、日本老年医学会らが公表した「高齢者在宅医療・介護サービスガイドライン 2019」を見ていこう。

　本ガイドラインでは、サービスの推奨の強さを、1（行うことを強く推奨する）、2（行うことを弱く推奨するから、4（行わないことを強く推奨する）とし、エビデンスのレベルで A（高い）、B（中）、C（低い）、D（非常に低い）と段階づけている。

　では、ガイドラインでグレード 1A（行うことを強く推奨し、エビデンスの確信性も高い）から見ていこう。「脳卒中患者に対する早期サポート、退院後の十分なサポート体制のある在宅サービスの導入は、入院期間の短縮、入所率の減少、身体的依存の減少、ADL の改善、満足度について効果があり、行うことを推奨する」、「脳卒中患者に対する訪問リハビリテーションと通所リハビリテーションに関しては ADL の悪化予防に対する効果が確実であり、行うことを推奨する」、「運動器疾患患者（とくに変形性股関節症や人工膝関節置換術後など）に対する在宅でのリハビリテーションは、身体機能、QOL、満足を改善する効果があり、訪問リハビリテーションの実施を推奨する」、「レスパイトケアは介護者の満足度、負担軽減に関して効果を有し、行うことを推奨する」。

　次に、グレード 1B（行うことを強く推奨し、エビデンスの確信性は中）を見ていこう。

　「介護施設入所中の認知症者に対する非薬物療法（感覚刺激）は、行動・心理症状改善の効果を有し、行うことを推奨する」、「在宅療養者への肺炎球菌ワクチン単独接種は、肺炎発症を予防する効果が期待でき、実施することを推奨する」、「在宅療養者へのインフルエンザワクチンと肺炎球菌ワクチンの併用接種は、生命予後、肺炎発症、入院リスクを改善させる可能性があり、実施することを推奨する」、「在宅療養するがん患者、心不全患者には、症状緩和、患者満足度、QOL 向上、介護者の負担軽減を考慮した場合、在宅緩和ケアを行うことを推奨する」、「在宅療養中の高齢者への CGA（高齢者総合評価）の実施は、基本的 ADL、QOL の維持効果が期待され、行うことを推奨する」、「在宅療養者への看護師による介入は、介護者の QOL の改善に効果を有する可能性があり、行うことを提案する」、「在宅療養者への訪問ならびに通所リハビリテーションは、介護者の負担を軽減する可能性があり、行うことを提案する」。

　さて、医薬品の場合、治験によりその有効性、安全性が科学的に証明されていなければ、保険償還の対象にはならない。しかし、多くの在宅医療・介護サービスは、こうした科学的な根拠に基づき保険償還の可否を決めているわけではない。このため保険償還後に、そのサービスの評価を科学的な根拠に基づき検証することが望まれる。こうして始まったのが、本章で述べた科学的介護とそのエビデンスだ。ナショナルレセプトデータベース（NDB）、介護データベース、LIFE のデータベースを駆使して、保険償還されている在宅医療・介護のサービスについても、そのエビデンスレベルの再評価を行いたいものだ。

第4章　規制改革会議と医薬品・医療機器

1. 一般用医薬品のコンビニ販売、ネット通販

　厚生労働省は、2021年3月26日、要指導・一般用医薬品を販売する店舗に対して、開店時間の半分以上は薬剤師か登録販売者が勤務していることを求めていた、いわゆる「2分の1」ルールを削除する方針を固めた。

　「2分の1」ルールを巡っては、2020年10月に規制改革推進会議医療・介護ワーキンググループ（座長：大石佳能子・メディヴァ社長）に、コンビニエンスストアなどが加盟する日本フランチャイズチェーン協会が、その見直しを要望していた。これを受け、同会議は2020年12月、厚労省に対して2020年度中に廃止に向けた結論を出すよう求めていたものだ。

　著者も、医療・介護ワーキンググループの専門委員を務めている。一般用医薬品については、すでにネット販売も認められている。そうした中で、24時間営業しているコンビニエンスストアで薬剤師・登録販売者を営業時間の2分の1以上を店舗に常駐させるルールについては、オンライン相談なども併用して見直すべきと考える。このため、今回の厚労省の2分の1ルールを削除する案は歓迎したい。

　さて、一般用医薬品の販売の規制改革について、規制改革会議はこれまでにも数々の成果を上げている。コンビニエンスストアのような一般小売店での医薬品販売の解禁、そして一般用医薬品のネット販売の解禁は、規制改革会議のレジェンドとも言われている。本項では、規制改革会議の一般用医薬品販売の規制緩和の歴史を振り返ってみよう。

(1) コンビニで薬を

　「コンビニで薬を」という消費者の利便性向上を目指す動きが規制改革のテーマとなったのは、1995年の村山内閣のときの行政改革委員会規制緩和小委員会だ。この規制緩和小委員会の医療に関する意見の中に、「薬局以外の一般小売店による医薬品販売」があった。

　しかし、当時の厚生省はこれについては、「医薬品の販売は薬剤師が常駐して服薬指導をする薬局でしか認められない」という見解だった。しかし、度重なる規制緩和の要望に対して、厚生省がとったのは、医薬品のカテゴリーに以下の「医薬部外品」という新たなカテゴリーを設けることだった。

　具体的には「ビタミン含有保健剤、健胃清涼剤、外皮消毒剤等の15の製品群は医薬部外品として薬局以外の一般小売店でも販売を可能とする」ということであった。同時に厚生省が行ったのは、15の製品群から医薬品成分を除去、または軽減させる措置を取ることだった。

　次に規制緩和小委員会を引き継いだ橋本内閣時の規制緩和委員会が攻め込んだのは、以下の点である。当時の薬事法のもとでは、離島などの特例販売業や置き薬の配置販売業では、「薬剤師の関与がなくても医薬品の販売が認められている」、また、「カタログ販売でも対面販売は行ってはいないのでないか？」ということである。それにもかかわらず、「なぜ小売店でこれらの医薬品の販売が認められていないのか？」ということだ。

　この医薬品の小売販売の議論は、2001年以降の小泉内閣の時の総合規制改革会議と、それを引き継いだ規制改革・民間開放推進会議に引き継がれた。ところで、2001年以降の総合規制改革会議と、それ以前の規制改革会議の論点を比べると、2001年以前は経済的規制の分野に力点が置かれていたのに対して、2001年以降の総合規制改革会議においては、社会的規制へと力点を移動させた。社会的規制の分野としては、医療、福祉、労働、教育、環境、都市再生の重点6分野が挙げられた。とくに、総合規制改革会議の医療ワーキンググループは、医療分野の規制を体系的に俯瞰し、目標を設定し、その目標を達成するためにどのような改革が必要であるかを明確にする立場で臨んだ。

　総合規制改革会議医療分野の2001年答申項目は以下である。①医療に関する徹底的な情報開示・公開、②IT化の推進による医療事務の効率化と医療の標準化・質向上、③保険者の本来機能の発揮、④診療報酬体系の見直し、⑤医療分野における経営の近代化・効率化、そして、⑥のその他に「医薬品販売に関する規制緩和」が入っている。

この医薬品販売に関する規制緩和については、総合規制改革会議と厚労省の当時の薬務局の間でしばらく押し問答が続く。薬務局の見解では、「医薬部外品15製品群以上の緩和はできない」であった。それに対して、総合規制改革会議側は、「販売後、長期間経過し、その間の副作用などの事故がほとんど認められないものを一般小売店で販売できるように見直しを検討すべき」として平行線が続く。こうした中、2002年年末の答申で厚労省側は以下に譲歩してきた。「今後とも、一定の基準に合致し、かつ保健衛生上比較的危険が少ない等の専門家の評価を受けた医薬品については、一般小売店において販売できるよう2002年度中に専門家による検討を開始し、2003年度を目途に結論をえるようにする」。

（2）小泉総理裁定

そして2003年5月、この医薬品の小売業での販売問題は、当時の規制改革担当大臣の石原伸晃のイニシアティブのもと経済財政諮問会議とも連携し、当時の小泉純一郎総理の政治判断にゆだねられることになった。具体的には2003年5月の次官折衝、6月の大臣折衝を経て、最終的には6月18日に小泉首相を交えての会談で、「薬は医薬品として普通の店で売れるようにする」という小泉総理裁定が決定した。そして6月27日の経済財政諮問会議を経て、以下の閣議決定に至る。「医薬品の一般小売店における販売については、利用者の利便と安全の確保について2003年中に十分な検討を行い、安全上とくに問題がないとの結論に至った医薬品のすべてについて、薬局・薬店に限らず販売できるようにする」。総合規制改革会議が総理裁定に持ち込んで、医薬品の小売店での販売を厚労省側に認めさせる快挙となった。

この2003年6月の閣議決定を受けて、厚労省は「医薬品のうち安全上とくに問題のないものの選定に関する検討会」を設置し、検討を始めた。薬局以外の薬剤師のいない小売店で医薬品を販売するためには、薬事法の医薬品・医薬部外品の定義規定から変えなければならない。薬事法を改正するには、絶対反対の日本薬剤師会と医薬系族議員の反対をなだめなければならない。このように切羽詰まった状況の中で、厚労省が取ったのはこれまでのコンビニエンスストア等で販売が可能な医薬部外品と薬局・薬店で販売されていた医薬品

図表4-1　選定された医薬品の取扱いについて

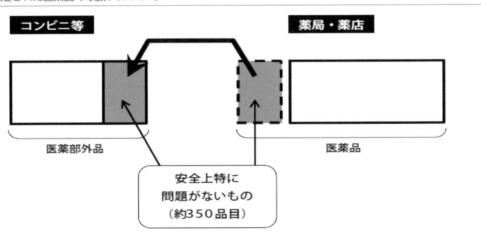

出典：鈴木良男「コンビニで薬を」　ARCリポート　2006年3月

の中から、改めて安全上とくに問題がない約350品目を抽出し、コンビニエンスストア等で入手可能にする案だった（図表4-1）。

　この考え方を受けて、2004年から具体的に安全上とくに問題がない350種類の新たな医薬品分類に関する議論が進む。この新たな分類に属する医薬品については、薬剤師必置義務をはずすことにする。この場合、必置に変わる措置として薬剤師による電話相談の在り方や、薬剤師に替わるものとして、ある種の教育の実施と資格制度（「登録販売者」）を設けることの議論が煮詰まってきた。

（3）2006年薬事法改正～医薬品の新たなリスク分類～

　2004年12月の厚労省の「医薬品販売制度改正検討部会」とその下部組織「医薬品のリスクの程度の評価と情報提供の内容に関する専門委員会」に検討の舞台を移し、1年半に及ぶ検討の結果、新たな一般用医薬品のリスク分類案が報告され、2006年の薬事法改正につながった。このため2006年の薬事法改正は半世紀ぶりの大改正となった。

　なかでも画期的であったのは、一般用医薬品を以下のリスクの程度に応じて、ハイリスクの方からローリスクに向けて、第1類、2類、3類医薬品という分類に分けたことだ。そして、その区分に応じて薬剤師や登録販売者が関与し、適正使用のための情報提供を行うことになった。同法が施行される2009年6月1日を目指して、薬事法施行規則を改正した。この施行規則の改正によりコンビニエンスストアなどでも、登録販売者を置けば一般用医薬品の販売ができるようになるなど、医薬品販売の規制緩和が実施された（図表4-2）。

　1995年の村山内閣のときの行政改革委員会規制緩和小委員会の「コンビニで薬を」から始まって15年の年

図表4-2　一般用医薬品のリスクの程度に応じた新分類

1. リスクの程度に応じた情報提供と相談体制の整備

【現　行】　リスクの程度にかかわらず情報提供について一律の扱い

⬇

【新制度】　リスクの程度に応じて3グループに分類し、情報提供を重点化

(1) リスクの程度に応じた一般用医薬品の分類

1類　特にリスクが高いもの
一般用医薬品としての使用経験が少ない等安全性上特に注意を要する成分を含むもの（11成分）

（例）現時点では、H2ブロッカー含有薬、一部の毛髪用薬 等

2類　リスクが比較的高いもの
まれに入院相当以上の健康被害が生じる可能性がある成分を含むもの（200成分）

（例）主なかぜ薬、解熱鎮痛薬、胃腸鎮痛けい薬 等

3類　リスクが比較的低いもの
日常生活に支障をきたす程度ではないが、身体の変調・不調が起こるおそれがある成分を含むもの（274成分）

（例）ビタミンB・C含有保健薬、主な整腸薬、消化薬 等

リスク分類：医学・薬学等の専門的知見を有する学識経験者のみからなる専門委員会により評価を行った。
今後、新たな知見、使用に係る情報の集積により見直しが行われる。

(2) リスクの程度に応じた情報提供

医薬品のリスク分類	質問がなくても行う情報提供	相談があった場合の応答	対応する専門家
1類：特にリスクの高い医薬品	義務	義務	薬剤師
2類：リスクが比較的高い医薬品	努力義務		薬剤師又は登録販売者注)
3類：リスクが比較的低い医薬品	不要		

注) 今回の制度改正により新たに導入される資質確認のための試験に合格し、登録を受けた者

出典：厚労省政策レポート　一般用医薬品販売制度の改正について　2009年6月

月をかけて得られた規制改革の実現だった。

（4）一般用医薬品のネット販売

しかし、同時に2つ目の課題である「一般用医薬品のネット販売」の問題が起きる。このネット販売の規制とその解禁の経緯を見ていこう。2006年の薬事法改正を受けて、その2009年の実施を目指して薬事法施行規則を改正する作業が厚労省内で始まる。その1つの検討会である「医薬品の販売等に係る体制及び環境整備に関する検討会」が設置され、2008年7月に報告書がまとめられた。この中の「情報通信技術を活用する場合の考え方」を紹介する。これによると改めて「薬剤師との対面販売の原則」が強調されたうえで、「第1類医薬品については販売時の書面による情報提供が必要であることからネット販売は適当ではない」との判断を示した。また、テレビ電話を活用した販売については、「本来であれば薬局や店舗において薬剤師や登録販売者が24時間対応できることから、経過措置としてそれらの体制が整備されるまでは、第2類医薬品と第3類医薬品のテレビ電話での販売を引き続き認める」との見解を示した。

しかし、厚労省が最終的に取りまとめた省令案では、第3類医薬品を除き、ネット販売を禁止する方針となった。すなわち第1類医薬品と第2類医薬品についてはネット販売不可、第3類医薬品は可となった。

厚労省がこの省令案に対してパブリックコメントを求めたところ、ネット販売業者から反対する意見が相次いだ。合わせて規制改革会議もこの省令案に対して、2008年11月に、「薬事法にネット販売を禁止する規定がないこと」や、「消費者の利便性を阻害すること、ネット販売等が店頭での販売よりも安全性が劣ることが実証されていないこと」を挙げ、ネット販売に関する規制を撤廃し、IT時代にふさわしい新たなルール整備を行うべきとの見解を示した。

しかし、2009年2月にこうした反対の声を押し切って、薬事法施行規則の改正省令が交付された。しかし、規制強化に反対する声が根強かったため、厚労省は「医薬品新販売制度の円滑施行に関する検討会」を設置し、ネット販売の議論を継続した。最終的には厚労省は2009年6月の改正薬事法の全面実施直前の5月29日に以下のような見解を示した。「薬局のない離島居住者に対するネット販売」と、「改正法以前から購入している継続使用者に対して同じ薬局・店舗が同一の医薬品を販売する」場合は2年間に限り第2類医薬品のネット販売を認めるというものであった。

（5）ネット販売訴訟で国が敗訴

この動きを察知して、楽天子会社のケンコーコム株式会社をはじめとする一般用医薬品の通信販売事業者らは2009年5月25日に、この省令は営業の自由を保障した憲法に反するとして、省令の無効確認を求める行政訴訟を提起した。提訴の理由は、①改正薬事法には医薬品のネット販売を禁止する規定はなく、省令で禁止するのは法律の委任の範囲を超えて違法であること、②医薬品のネット販売が制限されるのは、憲法第22条第1項に定められた営業の自由を何ら合理的な根拠なく侵害することであった。

この訴えに対して東京地裁はこれを却下したが、東京高裁は一審判決を一部取り消し、販売権を認める逆転判決を出した。そして、最高裁も2013年1月に、通信販売を禁止する規定は2006年の改正後の薬事法の趣旨に適合するものではなく、改正後の薬事法の委任の範囲を逸脱した違法なものとして無効である旨の判決を下した。

上位の薬事法に規定していないネット販売を下位の省令で規定することは法の趣旨を逸脱しているとの判断だ。

この国が敗訴となる判決を受けて、厚労省は新たな対応を迫られることになる。2013年2月、厚労省は「一般用医薬品のインターネット販売等の新たなルールに関する検討会」を設置し、検討を開始する。一方、第二次安倍内閣時の規制改革会議では、成長戦略を議論していた産業競争力会議と連携しながら、一般用医薬品のインターネット販売規制を緊急性、重要性の高い案件として議論を重ね、2013年6月、「規制改革に関する答申」を取りまとめた。この答申で、一般用医薬品の販売について、「インターネット等ですべての一般用医薬品の販売を可能とし、これらの制度的枠組みを遅くとも2013年9月までに整える」ことを求めた。

こうした中、2013年8月厚労省はスイッチ直後品目及び劇薬の医学、薬学的観点からの特性等について検討するために「スイッチ直後品目等の検討・検証に関する専門家会合」を開催し、スイッチ直後品目等について、インターネット販売に慎重な対応を求めた。

このような厚労省内の動きに、規制改革会議は再び強く反応する。2013年10月、規制改革会議の岡素之議長は記者会見で、対面販売とネット販売について、「合理的な理由なく（対面販売と）差をつけられることについてはあるべきではない」と反対の表明を上げた。また、楽天の三木谷浩史社長は、「科学的な議論もなく、一律

図表 4-3　2016 年 6 月薬事法改正

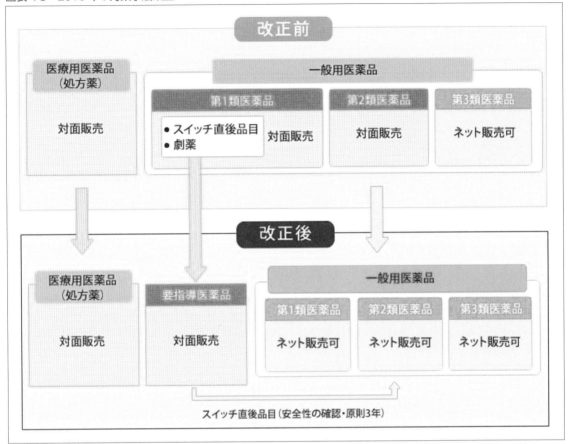

に規制を行うのは違憲であり、はなはだ遺憾だ。対面販売の方がインターネット販売よりも安全だという主張も話にならない」と述べ、政府の方針に強く反対する考えを示した。

（6）要指導医薬品

その後、政府内でスイッチ直後品目等の取り扱いについて閣僚級の協議が行われたが、2013 年 11 月 5 日、結局は厚労省の方針通りのインターネット規制で、関係閣僚の合意がなされることになった。劇薬とスイッチ直後品目については、「要指導医薬品」という新たなカテゴリーを設置し、3 年を上限とする安全調査を終えるまではネット販売を認めないこととした。それ以外の一般用医薬品については、すべてネット販売を認めるという薬事法改正法案ができ上がった。

そして、薬事法改正法案が 2013 年 11 月国会提出される。同改正薬事法では、医師の処方箋が必要な医療用医薬品もネット販売を認めず、対面販売でなくてはならないと明記した。そして、薬事法は 2016 年 6 月に改正され、一般用医薬品のネット販売が解禁された

（図表 4-3）。

（7）先進各国のネット販売事情

さて、最後に欧米先進国の医薬品のネット販売の現状について見ていこう。米国では、医薬品は処方箋医薬品と非処方箋医薬品に分けられている。処方箋医薬品については、薬局での薬剤師の対面販売であるが、ネット販売については規制する法律がなく、両者ともネット販売が可能となっている。

英国では、医薬品は処方箋医薬品と薬局販売医薬品と自由販売医薬品（日本の医薬部外品に相当）に分けられている。全国薬剤師協議会に登録したネット販売を行う薬局は処方箋医薬品、薬局販売医薬品ともにネット販売ができる。

ドイツでは、処方箋医薬品、非処方箋医薬品のネット販売については 1998 年に一般的に禁止したが、その後、ネット販売取り消し訴訟が起こされ、2004 年からは薬局における対面販売を原則としつつ、処方箋医薬品を含めた薬局販売医薬品の許可制によるネット販売が実施されている。

このように欧米先進国では、すでに処方箋薬も含めたネット販売が解禁されている。

今後の規制改革会議のテーマは、諸外国の事情を鑑みて、要指導医薬品や処方箋医薬品のネット販売の解禁議論がテーマとなる日が来るのだろうか？

■参考文献
・鈴木良男「コンビニで薬を」．ARC リポート日本の医療ここが問題シリーズ 5，（株）旭リサーチセンター 2006 年 3 月，untitled（asahi-kasei.co.jp）
・厚労省政策レポート，一般用医薬品販売制度の改正について　2009 年 6 月．

2. スイッチ OTC

内閣府の規制改革推進会議の医療・介護ワーキンググループ（座長：大石佳能子・メディヴァ社長、以下、ワーキンググループ）は、2019 年 11 月、重点的な課題として、①医療・介護関係職のタスクシフト、②介護サービスの生産性向上、③保険外医薬品（スイッチ OTC 等）選択肢の拡大一に取り組む方針を確認した。ワーキンググループは、2020 年 6 月の答申に向け、個別審議項目ごとの論点整理を行うほか、必要に応じて意見の取りまとめを行うとしている。

著者もこのワーキンググループの専門委員の一員である。本項では 2020 年 2 月に行われたワーキンググループの重点課題の 1 つのスイッチ OTC の議論を振りかえってみよう。

（1）スイッチ OTC とは？

まず、改めてスイッチ OTC とは何だろうか？　スイッチ OTC とは、長らく医療用医薬品として用いられた成分が、OTC 医薬品に転換（スイッチ）された医薬品のことである。ちなみに OTC 医薬品とは、一般用医薬品のことで、薬局・薬店・ドラッグストアなどで医師の処方箋無しに購入できる医薬品のことである。なお、OTC の語源は Over The Counter（オーバー・ザ・カウンター）の略で、薬局のカウンター越しに薬剤師が説明し、販売する医薬品だ。

さて、わが国ではスイッチ OTC は 1983 年から承認が始まり、これまでに解熱鎮痛剤のイブプロフェン、消炎剤のインドメタシン、その他、胃腸薬のファモチジン、鎮痛剤のカルボシステイン、水虫薬、花粉症薬のフェキソフェナジンなど、幅広い種類にわたってい

る。2018 年 10 月 30 日時点で、スイッチ OTC 医薬品有効成分リストは 84 成分を数えている。そのリストを図表 4-4 に示す。

図表 4-4　スイッチ OTC リスト
（2018 年 10 月 30 日時点）

アシクロビル、アシタザノラスト、Ｌ-アスパラギン酸カルシウム、アゼラスチン、アモロルフィン、アルミノプロフェン、アンブロキソール、イコサペント酸エチル、イソコナゾール、イソチペンジル（歯痛・歯槽膿漏薬に限る）、イブプロフェン、イブプロフェンピコノール、インドメタシン、ウフェナマート、エキサラミド、エコナゾール、エバスチン、エピナスチン、エプラジノン、エメダスチン、オキシコナゾール、オキシメタゾリン、オキセサゼイン、カルボシステイン、クロトリマゾール（膣カンジダ治療薬に限る）、クロモグリク酸、ケトチフェンケトプロフェン、ゲファルナート、シクロピロクスオラミン、ジクロフェナク、シメチジン、ジメモルファン、スルコナゾール、セチリジン、セトラキサート、ソイステロール、ソファルコン、チオコナゾール、チキジウム、チメピジウム、テプレノン、テルビナフィン、トラニラスト、トリアムシノロンアセトニドトリメブチン、トルシクラート、トロキシピド、ニコチン、ニザチジン、ネチコナゾール、ピコスルファート、ビソキサチン酢酸エステル、ビダラビン、ヒドロコルチゾン酪酸エステル、ビホナゾール、ピレンゼピン、ピロキシカム、ファモチジン、フェキソフェナジン、フェルビナク、ブチルスコポラミン、フッ化ナトリウム（洗口液に限る）、ブテナフィン、プラノプロフェン、フラボキサート、フルニソリド、プレドニゾロン吉草酸エステル、ブロムヘキシン、ベクロメタゾンプロピオン酸エステル、ヘプロニカート、ベポタスチン、ペミロラストカリウム、ポリエチレンスルホン酸、ポリエンホスファチジルコリン、ミコナゾール、メキタジン、メコバラミン、ユビデカレノン、ラニチジン、ラノコナゾール、ロキサチジン酢酸エステル、ロキソプロフェン、ロペラミド、ロラタジン

さて、私事にわたるが著者もスイッチ OTC のファンの一人だ。一度、日曜日に胃痛で自宅近くのドラッグ

ストアに駆け込んで薬剤師さんにファモチジンの OTC がないか聞いた。薬剤師さんは店の奥まで案内してくれて、丁寧に説明してくれた。「ファモチジンの OTC は 3 種類あります。10 錠 1,200 円と 1,000 円の 2 種類に加えて、わが社プライベートブランドのファモチジンは 10 錠 900 円でお勧めです」という。即座にプライベートブランドのファモチジンを購入して、1 錠 10mg を 2 錠服用したら、たちどころに胃の痛みも消え、以来、そのドラッグストアに事あるごとに足を運んでいる。日曜日でクリニックや調剤専門薬局が休みの中、胃痛で訪れたドラッグストア体験が忘れられない。

さて近年、高騰する国民医療費の削減のため、国はセルフメディケーション（健康の自己管理）を推進している。その 1 つに、軽度の体調不良の場合は OTC 医薬品を効果的に使用することが含まれている。そこで厚生労働省は、購入しやすい一般用医薬品を増やすため、一定の条件を満たした医療用医薬品をスイッチ OTC として認可するようになった。スイッチ OTC の承認要件としては、「長期間における使用実績がある」、「副作用が比較的少なく、他の薬剤との相互作用でも重篤な副作用がない」など有効性や安全性が認可の基準となる。また、使用しやすいことや国民の要望があることなども判断基準に含まれる。

なお、OTC の中でもリスクがまだ不確定な場合や高いものは「要指導医薬品」、それより低い場合は「一般用医薬品」に分類される。このため、医療用医薬品からスイッチ OTC に切り替わったばかりのスイッチ直後 OTC は、スイッチリスクが不確定なため要指導医薬品として取り扱われる。

（2）落ち込むスイッチ OTC の承認件数

さて、前置きが長くなったが、2 月のワーキンググループでは、スイッチ OTC の承認件数が 2014 年以来、急速に落ち込んでいることが問題となった。ワーキンググループで報告した日本 OTC 医薬品協会の資料を見てみよう（図表 4-5)。図表 4-5 を見ると 2014 年よりスイッチ OTC の承認件数が落ち込んでいることが分かる。

図表 4-5　スイッチ OTC 承認状況

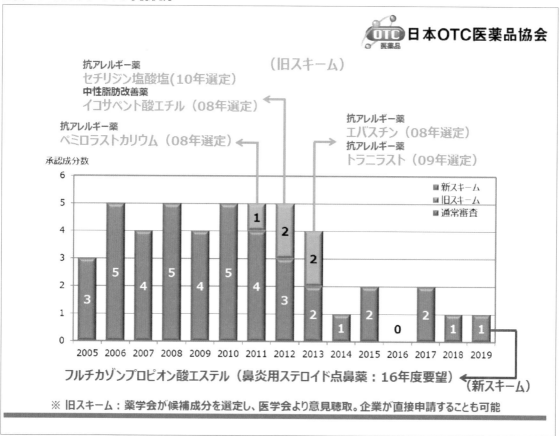

出典：規制改革推進会議医療・介護ワーキンググループ（2020 年 2 月）

この承認件数の落ち込みの理由を見ていこう。承認件数の落ち込みの理由は、承認スキームが2014年の日本再興戦略で見直しがされたことがきっかけとなっている。日本再興戦略では、スイッチOTC促進を目指すために、以下のように新たな承認スキームを提案した。

「海外のスイッチOTCの承認状況及び消費者・学会等からの要望等を定期的に把握し、消費者等の多様な主体からの意見がスイッチ化の意思決定に反映される仕組みを構築することとしてはどうか？」。実際に海外のスイッチOTCの承認状況をみると、日本では未承認のプロトンポンプ阻害薬（PPI）のオメプラゾール、ランソプラゾール、ラベプラゾール、片頭痛薬のゾルミトリプタン、緊急避妊薬のレボノルゲストレル、鼻炎ステロイドのフルチカゾンなどが承認されている。こうした海外事情を参考にスイッチOTCの承認を拡大してはどうかというのが日本再興戦略の趣旨だった。

これを受けて、薬事・食品衛生審議会の要指導・一般用医薬品部会（以下、部会）は2015年5月に、医療用医薬品成分のスイッチOTC化を促進させるための新スキームを了承した。それまでの旧スキームでは、日本薬学会がスイッチOTCの候補成分を選定し、日本医学会など100以上の関係医学会から意見を聴いた上で、同部会において転用にふさわしい成分の可否を検討するという手続きを踏んでいた。また、同時に旧スキームでは製薬企業が独自に直接、同部会に申請することも可能となっていた。

これを一般からの意見も反映できる仕組みにするため、関連学会や団体、消費者などから候補成分の要望を受け付けるようにした。また、スイッチ化のプロセスを透明化するため、医学・薬学の専門家、消費者などで構成される「医療用から要指導・一般用への転用に関する評価検討会議」（以下、評価検討会議）を新設し、公開で議論を行い、選定されたスイッチ候補品目についてパブリックコメントを募集し、同部会に報告するとした。

（2）エパデール問題

こうした経緯からスイッチOTC促進のために2015年に設置された評価検討会議ではあった。しかし、この評価検討会議がスタートしてから、日本再興戦略のスイッチOTC促進の趣旨とはまるで反対方向に事態が動きだす。この間に何があったのだろう？　実はこの評価検討会議の運営に大きな影響を与えたのが、旧スキームで提出されエパデール（イコサペント酸エチル）の審議過程だった。

エパデールは、2008年に持田製薬が部会にスイッチOTCとして直接申請を行ったものだ。審議の過程で医師会系委員から以下のクレームがあり、審議はもめた。「脂質異常症には糖尿病や脂肪肝などが隠れている場合があり、（スイッチOTC化は）それらの早期発見を妨げる可能性がある」。そして、その後の審議を経て2012年に同部会で、なんとか以下の条件下で承認されることになった。「一定数の症例データが蓄積されるまでの間、適正使用調査を実施する。3年間の安全性に関する製造販売後調査を行う」。

この旧スキームで行われたエパデールの議論のプロセスが新スキームで設置された「評価検討会議」にも大きな影響を与えた。具体的には、2013年9月の日本医師会の当時の中川俊男副会長の以下の発言にもそれが表れている。「日医としては、基本的には生活習慣病治療薬がOTC化されるのはなじまないと考えており、新たなセルフメディケーションにおける一般用医薬品の在り方の検討の場（評価検討会議）では、そうした考え方で臨みたい」。

（3）逆方向に動き出す評価検討会議

さて、このような背景でスタートした評価検討会議は、前述したように日本再興戦略でのスイッチOTC促進の設置趣旨とはまるで反対方向に動きだす。まず、その会議メンバーであるが、旧スキームの部会では薬系委員が全体の3分の1を占めていた構成を、評価検討会議では16名の委員の内訳は、薬剤師が3名に減らされ、医師が10名、歯科医師1名、消費者1名、マスメディア1名というように医師の委員が大幅に増やされた。また、エパデールの審議について、医師会委員によると部会で「強硬採決」された経緯から、評価検討会議では「全員一致」をルールとすることとした。さらに、「企業がいきなり学会や医会の意見も聞かないで申請を出すのは問題」という医師会委員の発言から、企業が直接要望を部会に挙げることは不可能となった。ただし、評価検討会議に消費者・学会と並んで企業が要望を出すことは認めることとした。しかし、これにより事実上、企業が部会に直接申請を挙げることは不可となった。

2015年に新スキームに移行してからの評価検討会議の審議状況を図表4-6で見ていこう。新スキームになってから、2016年には要望18成分のうち12成分が評価検討会議で「否」となっている。このため要望成分も毎年減少している。一度、否となると再要望を行うことは事実上、困難となる。

図表 4-6　新スキーム：年度別　要望／審議状況

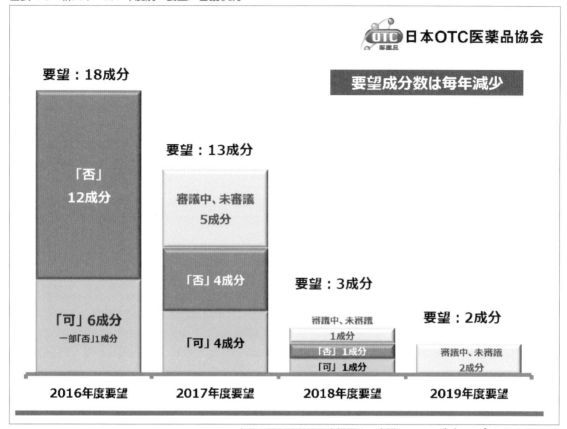

出典：規制改革推進会議医療・介護ワーキンググループ（2020 年 2 月）

　検討会議において否となった、薬剤にはオメプラゾール、ランソプラゾール、ラベプラゾールなどのプロトンポンプインヒビター（PPI）、マクサルト、イミグラン、レルパックス、アマージ、ゾーミックなどの片頭痛薬、レボノルゲストレルの緊急避妊薬、ダラシンT、アンテベートなどにきびや湿疹薬、カルシポトリオールの角化症、疥癬薬、エペリゾン塩酸塩の肩こり薬、ドネペジル塩酸塩、ガランタミン臭化水素酸塩、メマンチン塩酸塩、リバスチグミンなど抗認知症薬がある。

　評価検討会議となって以来、これまでと異なる作用や効能が新しい新規性の高い製品は一品目も承認されていない状況にある。これら否となった品目の多くは、海外ではすでにスイッチ OTC として承認されているものばかりである。

　また、パブリックコメントでは、圧倒的に賛成の声が寄せられた緊急避妊薬（スイッチ OTC 化：320 件中、反対 20 件）も結果的には否決された。また、評価検討会議では濫用の恐れのない医薬品についても濫用が指摘され、インターネット販売が法律で認められている

にもかかわらず、「インターネット販売における不適切な販売の懸念」を理由にスイッチ化が見送られた例もある。国際的にもセルフメディケーションの推進が重視されるなかで、スキームが変更された 14 年以降は、これに逆行するようにスイッチ OTC の承認品目数は減少の一途をたどっている。

（4）医療・介護ワーキンググループにおける日本 OTC 医薬品協会の訴え

　こうした事情を受けて日本 OTC 医薬品協会は、2020 年 2 月の医療・介護ワーキンググループにおいて、以下のように訴えた。評価検討会議の議論は「反対理由を見つけるための議論となっているため、論点がすり替えらえることがある」と指摘、また、スイッチ OTC 化の判断基準を明確にすることを求めた。さらに、評価検討会議の在り方についても、「必要性、リスク等について議論し、厚労大臣に意見具申する会議体」とすることを求めた。また、評価検討会議の委員には、消費者や医療経済専門家、医療保険支払側などを委員

に加え、全会一致による可否の決定を辞めるよう訴えた。

これに対して、医療・介護ワーキンググループの委員からも、日本再興戦略2014年におけるスイッチOTC促進の趣旨とは全く逆方向に評価検討会議が進んでいることに懸念が表明された。2014年に評価検討会議が設置されて以降、製薬企業が直接スイッチOTCを申請できなくなったほか、会議体の構成が医師委員に偏重し、会議の結論も全員一致が原則となった。このため、スイッチOTC化される承認品目数が大きく減少、とくに新規性の高い医薬品については全て否決されている状況にあることについて懸念が表明された。

（5）厚労省の対応

医療・介護ワーキンググループは、以下のような具体的な提案を行った。「セルフメディケーションの促進策を検討するための、厚労省の部局横断的な体制を構築すべき」、「スイッチOTCを促進するための目標を設定し、PDCA管理をすべき」、「評価検討会議の役割はスイッチOTC化を行う上での課題・論点の整理を行うことであって、スイッチOTC化の可否を決定するものではないことを明確化すべき」、「評価検討会議のメンバーも消費者等の多様な主体からの意見が反映できるように（医師に偏重した）メンバー構成も見直すべき」、「全会一致が原則とされている合意形成の在り方を見直し、賛成、反対意見を列記して、薬事・食品衛生審議会に提示すべき」、「製薬企業が直接厚労大臣へスイッチOTCの製造販売の承認申請を行うことも可能であることを明確化すべき」、「スイッチOTCの製造販売承認時に課している患者のセルフチェックシート作成、販売実態調査の実施などの販売条件設定についての考え方を明確化し、真に必要であるものに限定すべき」などである。

こうしたワーキンググループの提案に対して、2020年11月に開催された医療・介護ワーキンググループにおいて厚労省は、以下のように回答してワーキンググループの提案を概ね受け入れた。「評価検討会議では、スイッチOTC化を行う上での課題、論点を整理して、薬事・食品衛生審議会に意見として提示し、可否の決定は行わないこととする」、「評価検討会議のメンバーに消費者代表をはじめ、産業界や流通・販売の関係者などから複数名の委員の追加を行う」、「部局横断的な組織を作り、スイッチOTCの普及促進をはかる目標値を検討する」。

この対応が着実に実現されれば、スイッチOTCの普及促進へ向けて流れが大きく変わるだろう。

3．敷地内薬局

敷地内薬局の増加が止まらない。日本薬剤師会は2021年4月、保険医療機関の敷地内薬局の誘致状況の実態調査結果を公表した。それによると2016年10月、敷地内薬局の規制が緩和されて以来5年弱で敷地内薬局は41都道府県で187施設にまで増加していることが明らかになった。こうした敷地内薬局の規制緩和にも、規制改革会議が大きな役割を果たした。本項ではこの敷地内薬局と規制改革会議について見ていこう。

（1）敷地内薬局の発端

敷地内薬局の発端は、2014年10月総務省の行政相談に、以下のような相談が上がったことが始まりだ。「（病院と薬局が）フェンスなどで仕切られていると、身体が不自由な人、車いすを利用する人、子供連れ、高齢者にとっては不便なので、いったん（病院から）公道に出て（薬局に）入りなおすという杓子定規な考え方は見直してほしい」。

隣り合う病院と薬局がフェンスで仕切られ、公道に一度出て遠回りしなければ薬局に入れない。これは「医薬分業」の考え方の中で、病院と薬局は同じ建物、敷地内に併設してはならないという「構造上の一体禁止」という規制があったからだ。この規制は1952年の厚生省令の「保険薬局及び保険薬剤師療養担当規則（療養担当規則）」の以下の規定に基づく。「保険薬局は、保険医療機関と一体的な構造とし、または保険医療機関と一体的な経営を行ってはならない」。

さらに、一体的な構造については1996年の医療課長通知の「保険医療機関及び保険医療療養担当規則の一部改正等に伴う実施上の留意事項（療養担当規則留意事項）」により、さらに、具体的な禁止の例示を示している。「保険薬局の土地または建物が保険医療機関の土地または建物と分離しておらず、公道またはこれに準ずる道路を介さずに専用通路等により患者が行き来するような形態を禁ずる」。これによって、医療機関の敷地内に保険薬局を建てることは一体的構造と見なされ、禁止の対象となっていた。このため病院と薬局が隣接する場合でも、いったん公道に出ないと医療機関と薬局の行き来ができないように、わざわざフェンスを設置していたのだ。

このため最初に相談を受け付けた総務省の行政苦情救済推進会議の「あっせん要旨」では以下のように答えている。「（保険薬局が）保険医療機関から経営上の独立性が確保されていることが確認できる場合には、構造上の独立性について、例えば、『両施設の敷地境界がフェンス等によって仕切られている必要がある』といった杓子定規な考え方はせずに、対応する必要がある」。そしてこのあっせんに基づく改善措置が講じられた場合、「フェンス等を設けて仕切られる事例の減少が期待できる」とした。

（2）規制改革会議公開ディスカッション

総務省の行政あっせんのあった翌年2015年3月に規制改革会議（議長：岡素之）の公開ディスカッションが「医薬分業における規制の見直し」をテーマに開催された。焦点となったのは、医療機関と薬局を構造的に分離する規制、すなわちフェンス問題であった。

ディスカッションでは、同会議健康・医療ワーキンググループの翁百合座長が「薬局と病院が物理的に離れている必要はない」との考えを示し、参加者に意見を求めた。日本薬剤師会の森昌平会長は、「一体的な構造になると薬局が機能面で特定医療機関のものになってしまう恐れがある。面分業は国民の利益につながる」と反対の主張を行った。これに対し、日本医師会の今村聡副会長は、「高齢者はかかりつけ薬局で薬歴管理をしてもらうことが理想だが、現実には医療機関から一番近い薬局に行っている。基幹病院が1つしかない地域であえて隔壁を設ける必要はない」と指摘した。もともと日本医師会は会員に院内調剤を行っている診療所も多いことから、敷地内薬局には反対する意向はない。また、規制改革会議委員で弁護士の林いづみ氏は「医薬分業が実施され、質の向上や薬価差益抑制にどれだけ効果があったのか」と疑問を呈した上で、面分業については「経営の独立性が確立されていれば、構造上の独立は関係ないはず」と厚労省の規制の在り方に否定的な考えを示した。こうした意見に対し、厚生労働省担当官は「面分業は必要と考えている。また敷地内薬局は門前薬局を助長することになりかねない」、「医薬分業を健全に進める上で、経営上の独立だけでなく、

図表 4-7　薬局の構造上の独立をめぐる規制の見直し

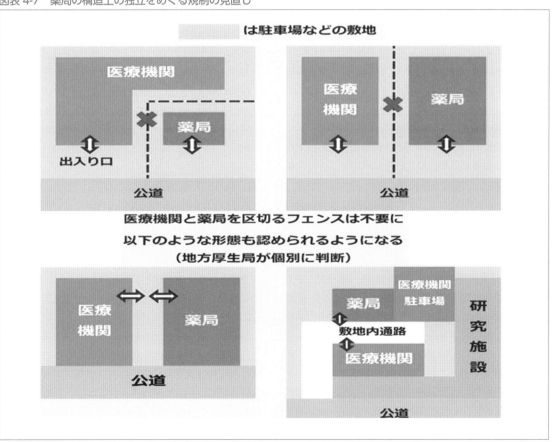

出典：厚生労働省保険局医療課事務連絡「保険薬局の指定について」（2016年3月）

構造上の独立を求めていることをご理解いただきたい」との従来の見解を繰り返した。

（3）規制改革会議答申と合意

こうした押し問答を経て、2015年6月の規制改革会議の答申では、「薬局の構造規制によって医療機関から薬局に移動するには公道等を経由する必要があり、高齢者や車椅子の患者などに不便を強いているとの指摘がある」として、薬局の構造規制を改めるように求めた。そして「厚労省が2015年度に検討し、結論を得て2016年度に措置を行うこと」とタイムリミット付きの検討を求めた。

この後の厚労省と規制改革会議の議論の過程では、病院の建物内に店舗をもつ薬局、すなわち院内薬局の是非についての議論も行われた。しかし厚生労働省側が、いわゆる門前薬局から地域のかかりつけ薬局への移行を推進する中で、経営的な独立を保ったとしても、病院の建物内に保険薬局の開業を認めることには強固に反対した。こうした議論のあげく、医療機関の敷地内に薬局を認める形に、厚労省が譲歩して敷地内薬局の合意に至った。同時に厚労省はかって医療機関自らが薬局を経営するなど、不適切な結びつきのある薬局いわゆる「第二薬局問題」があった経緯もあり、経営上の独立性を保つ実効性のある方策を強調した。また、不当な患者誘導が起きないよう、患者の薬局選択の自由を確保することにも留意することも強調した。

（4）療養担当規則「敷地内薬局禁止」の緩和

そして、2016年1月27日の中医協総会において冒頭に述べた療養担当規則に定められていた「敷地内薬局禁止」に関する規制を緩和することを決めた。そして、2016年3月に厚労省は「保険薬局の独立性と患者の利便性の向上の両立」を図る観点から1996年の療担規則を見直し、以下とした上で、その執行を2016年10月からとした。

「原則、保険医療機関と保険薬局が同一敷地内にある形態も認める。ただし、保険医療機関の建物内に保険薬局があり、当該保険医療機関の調剤所と同形態なものや両者が専用通路で接続されている形態は引き続き認めない。また、保険医療機関と同一敷地内に保険薬局がある形態であっても、当該薬局の存在や出入口を公道等から容易に確認できないもの、当該医療機関の休診日に公道等から当該薬局に行き来できなくなるもの、実際には当該医療機関を受診した患者の来局しか想定できないもの、さらに保険薬局の経営上の独立性

の確保の実行ある措置として、指定の更新時に、不動産の賃貸借関連書類など『一体的経営』に当たらないことを証明する書類の提出を求める」とした。

具体的には図表4-7で示すように、フェンスを取りはずすことはもとより、敷地内で上記の条件を満たし、地方厚生局が認めれば敷地内薬局が、2016年10月から解禁となった。

（5）厚労省の苦悩

しかし、この間の厚労省の苦悩は察するに余りある。ちょうど1年前の2015年10月に厚労省は、「患者のための薬局ビジョン」を公表し、その中で「門前からかかりつけ、そして地域へ」と謳いあげたばかりだったからだ。これに対し、敷地内薬局は厚労省のこれまでの医薬分業政策と真っ向から反する流れとなる。そんなとき厚労省のおひざ元の国立病院機構災害医療センター（東京都立川市）が、2016年8月に敷地内の土地を借り受け、薬局を設置・運営する事業者の公募を行うことが発覚する。災害医療センターとしては、敷地内薬局を災害時の医薬品備蓄も兼ねた薬局運営を目指していた。しかし、これに対して国立病院機構を担当する厚労省が待ったをかけた。理由は、「患者本位の医薬分業の実現のため、かかりつけ薬剤師・薬局を推進するという方針になっている。（敷地内薬局の誘致は）その政策の方向性に合致せず、厚労省の所管法人として望ましくない」との見解を伝えた。この結果、計画は中止された。この件については、規制改革会議健康医療ワーキンググループもその経緯についてヒアリングを行っている。

（6）敷地内薬局の調剤基本料

2016年10月に敷地内薬局を解禁して以来、初めてとなる2018年4月の診療報酬では、敷地内薬局の調剤基本料の新点数が決まった。新点数は薬局の調剤基本料の中でも最低の11点となった。その要件は、「病院である保険医療機関と不動産取引等特別な関係がある薬局で、その病院の処方箋が95%を超える」ものとした。

当時の改定に当たった薬剤企画官は、「医薬分業を行うことと、理想的には地域包括ケアという地域単位の中で面的な分業を行うわれわれの方向性から（敷地内薬局は）真っ向から逆行する。このため最も厳しい評価とした」と述べた。2020年の診療報酬改定ではさらに11点が9点に引き下げ、処方箋集中率も70%と厳しくなった。また、病院ばかりでなく、診療所の敷地

内の保険薬局にも適応することとした。このように報酬上は厳しい評価で、厚労省は敷地内薬局に対抗している。しかし、これを患者視点からみると、基本料が安価な分、自己負担分も安価になる。このため敷地内薬局は利便で、しかも自己負担も安価という結果となった。

（7）国立大学病院、公立公的病院に広がる敷地内薬局

　2018年10月に国立大学附属病院長会議が、敷地内薬局の設置状況を調査した。その結果、すでに4国立大学病院で敷地内薬局が設置され、設置準備中と検討中を含めると16大学に上り、なんと国立大学病院の約3分の1の敷地内に薬局が設置される可能性があるということだった。実際に国立大学としては、北海道大学病院、筑波大学附属病院、千葉大学医学部附属病院、東京大学医学部附属病院、新潟大学医歯学総合病院、島根大学医学部附属病院、高知大学医学部附属病院などに敷地内薬局が設置されている。同会議の山本修一常置委員長（千葉大学病院長）は記者会見で、患者アンケー

トから敷地内薬局は「圧倒的に好評をいただいている」と述べている。

　もちろん、日本薬剤師会は敷地内薬局には大反対だ。2018年の日本薬剤師会の事業計画の中でも「近頃、複数の公的保険医療機関が当該敷地内に保険薬局を積極的に誘致しているとの情報が寄せられている。もしこうした動向が保険医療機関の経営上の観点から起きているならば、医薬分業の理念を損なうばかりでなく、保険医療機関としての矜持のほころびも懸念される。こうした動きはまた患者のための薬局ビジョンの趣旨にも逆行する」と述べている。

　では、実際の敷地内薬局とはどのようなものだろうか？　現状では、大学や自治体など医療機関の設置主体から、建物リース会社やコンビニエンスストア会社などが病院の敷地の一部を借り受けてアメニティ施設を立て、その一部に薬局を入れるというケースや、薬局を経営する企業が直接借り受けて薬局を作るケースがある。

　ここでは前者の1例として敷地内薬局の解禁と同時

図表4-8　滋賀医科大学アメニティ施設事業スキーム

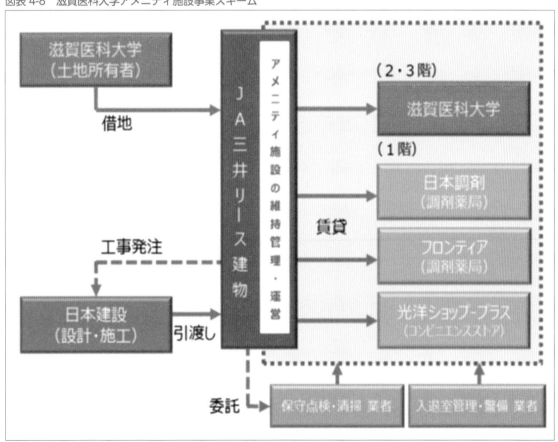

出典：JA三井リース（株）資料（2017年10月）

に 2017 年 10 月に設置された滋賀医科大学の例を見て
いこう。滋賀医科大学病院の場合は JA 三井リース（東
京都中央区）が同大から土地を賃借し、アメニティ施
設を建設した。１階には日本調剤、フロンティアの２
薬局とコンビニエンスストア、２階、３階は大学活用ス
ペースとして会議室、多目的室、講義室などを設置した。

　JA 三井リース建物は滋賀医大と定期借地権設定契約
を交わし、建物の整備、薬局選定を含めて施設全般の
運営・維持管理を行う。大学活用スペースについては、
同社に大学が家賃を払って借りている。大学にしてみれ
ば、土地を賃貸することによる金銭的なメリットがあ
る上に、建物の施工や管理運営などの費用負担なしで、
患者の利便性の向上や職員の福利厚生の充実が図れる。

　また、同施設にテナントとして入る日本調剤は、敷
地内薬局のメリットについて以下のように述べている。
「抗がん剤治療などについて、大学病院の病院薬剤師と
一緒になって抗がん剤サポートができる薬剤師の養成
に役立つメリットがある」。

　こうした国立大学附属病院で敷地内薬局が増えた理
由は、先の敷地内薬局の規制緩和とともに、2017 年 4
月に国立大学法人法の一部改正で、国立大学用地の資
産有効活用を図るための措置として、国立大学の土地
を第三者に貸し付けることができるようなことも影響
している（図表 4-8）。

　国立大学病院以外では、自治体立病院や日赤など、以
下の公立・公的病院も敷地内薬局に意欲的だ。盛岡赤十
字病院、石巻赤十字病院、秋田県立脳血管研究センター、
長岡赤十字病院、日赤赤十字センター、関東中央病院、
公立の都総合病院、土岐市立総合病院、市立恵那病院、
国保関ヶ原診療所、亀山市立医療センター、京丹後市
久美浜病院、泉市立総合医療センター、加古川中央市
民病院、鳥取赤十字、益田赤十字病院、倉敷中央病院、
安佐市民病院、熊本市民病院などである。

　この中で、三重県亀山市の亀山市立医療センターの
敷地内薬局の１例を見ていこう。亀山市が敷地内薬局
の事業者を 2017 年 2 月に公募した。経緯は、もとも
と亀山市立医療センターでは外来患者の後発医薬品使
用率が低かったことや、自治体の医療費抑制の観点か
らも、院外処方箋の発行の必要性が以前から問われて
いたことがある。しかし、同院の玄関前は交通量が多い
道路で、門外の薬局にはその道路を越えていかなけれ
ばならないという不便さがある。このため患者の利便
性を考えるとなかなか分業に踏み切れなかったという。
その矢先の規制緩和だったため、渡りに船とばかり応
募に踏み切った。亀山市では、地域包括ケアシステム

構築の一環として 24 時間対応で在宅医療を担う薬局の
整備を目的に「亀山市保険調剤薬局整備・運営事業者」
を公募した。要件としては、在宅医療への 24 時間対応
と災害時対応とした。この応募には全国から薬局 5 社
から応募があり、事業継続性や提案内容、経済性を総
合的に判断した結果、日本調剤が決まった。

（8）敷地内薬局の病院・薬局メリット

　さて以上、敷地内薬局の規制改革の経緯を見てきた。
ここからは敷地内薬局に対する病院、敷地内薬局の立
場でそのメリットを見ていこう。

　まず、病院の立場から敷地内薬局を見ていこう。病
院の経営面としては、滋賀医科大学附属病院のように、
敷地を長期にわたって貸与することによる家賃収入が
大きい。同時に費用はほとんど発生せず、患者への利
便性、職員の福利厚生にも寄与できる。まさに一石三
鳥の経営メリットがある。

　敷地内薬局の場合、病院薬剤師と、敷地内薬局の薬
剤師の連携が強化される。疑義紹介はもちろん、高度
薬学的管理が必要ながん患者の化学療法レジメンの共
有や、カンファレンス参加など、薬剤師間の情報共有
が密になる。また、敷地内薬局が地域の薬局とのハブ
機能を持つことで、地域における医薬品情報の共有化
も図れるだろう。例えば、病院で使用しているフォー
ミュラリー情報の地域共有を行う拠点となりうるだろ
う。さらに、将来的にはさらなる規制緩和で敷地内調
剤薬局による院内調剤の外部委託も可能になるだろう。

　現在は、医療法施行令で病院が外部委託できる業務
は限られていて、調剤業務はその中に入っていない。

　しかし、調剤業務の外部委託は、規制改革推進会議
の 2021 年 3 月の医療・介護ワーキンググループでも
すでに検討中である。今後は院内調剤の外部委託が解
禁されることもありうる（コラム④参照）。

　敷地内薬局の立場からも、メリットは大きい。大学
病院や地域の基幹的な公立・公的病院などの高度医療
機関の敷地内で開業できることは、まず、高額な単価
の処方箋を一手に引き受けることができる経営メリッ
トが大きい。このため、薬局の調剤基本料が最低であっ
ても十分、利益を出すことができる。そして、何より
も敷地内薬局という抗がん剤などを扱う高度薬学管理
を行う薬局としてのブランド性と、敷地内という患者
利便性を最大に発揮できる。とくに、敷地内であれば
病院との院内カンファレンスへの参加など、病院スタッ
フとの情報連携の機会も増えることが期待される。

コラム④ 調剤業務の外部委託

2021年4月20日、内閣府規制改革推進会議の医療・介護ワーキンググループが、保険薬局の調剤業務の外部委託をテーマに開催された。当日は、河野太郎規制改革担当大臣も出席した。

保険薬局の薬剤師が在宅で行えることは多い。とくに、医薬品の服用方法や保管方法の指導、残薬管理、お薬カレンダーの作成などである。こうした薬剤師の働きで在宅患者の服薬状況が改善したり、薬物有害事象が発見されるなど効果が上がっている。しかし、ここでネックになるのが、保険薬局の薬剤師が調剤業務に時間を取られることだ。とくに、在宅患者に増えている薬剤の一包化の調剤業務に手間がかかる。一包化とは、例えば、朝に飲む薬は4種類、昼は2種類、夕は3種類の薬があると、それぞれの薬を1つ小包装に詰め替える作業のことだ。これで服用間違えや、忘れを防止できる。ある調査によると、一包化調剤は全体の処方箋の7％まで増えていて、しかも、一包化にかかる調剤時間は通常調剤より11分ほど余計にかかるという。

たしかに、薬剤の一包化を行う大型機械を薬局に導入すれば、調剤時間を6割ほど削減できる。しかし、問題はこうした大型機械を整備できないいわゆる小規模のパパママ薬局の存在だ。こうした小規模薬局は、全国6万軒の保険薬局の4分の3を占める。こうした小規模薬局では、在宅に出向きたいと思っても店番や、一包化業務に手間を取られて、なかなか在宅に向かえない。こうした小規模薬局の薬剤師を一包化業務から解放し、在宅訪問を可能にするのが、調剤業務の外部委託化だ。具体的には、小規模薬局の一包化を、大型機器を備えた調剤薬局に業務委託することだ。

しかし、これを阻む規制が、薬機法施行規則第11条の10の「薬局の開設者は、調剤の求めがあった場合には、その薬局で調剤に従事する薬剤師にその薬局で調剤させなければならない」である。これにより調剤の外部委託は、現在では認められていない。

こうした点から今回の医療・介護ワーキンググループでは、調剤業務の外部委託を取り上げた。ワーキンググループでは、ファルメディコ社の狭間研至社長から、保険薬局の調剤業務の外部委託と、それに関連して薬剤師1人当たり40枚の処方箋規定の見直しが提案された。これに対して厚労省側は、「調剤業務の外部委託に関しては、処方箋を応需した薬局の責任の下、医療の安全を確保することが可能か、対人業務の充実に資するかなどの検討が必要」とし、今後の検討課題とした。

小規模薬局の薬剤師が調剤業務の外部委託で、在宅に向かえる日がくることを期待したい。

4．単回使用医療機器の再製造

2021年2月の規制改革推進会議の医療・介護ワーキンググループ（座長：大石佳能子・メディヴァ社長）に、単回医療機器再製造推進協議会より、以下の要望が出された。「承認された単回使用医療機器（Single-use device: SUD）の再製造や、承認申請のための試験・研究用途で収集する使用済みのSUDの収集について、『廃棄物扱い』から除外してほしい」。これまでSUDは、1回使用すれば廃棄物となっていたが、2017年に後述するようにSUDの再製造によるリサイクルの道が開かれたので、それに沿って使用済みのSUDを廃棄物ではなく「有価物」として収集させてほしいという要望だ。これに対して、環境省環境再生・資源循環局廃棄物規制課は、その要望の意義を理解し、以下のように前向きに回答した。「薬機法に基づく使用済みのSUDの再製造に関しては、薬機法を廃棄物処理法の特別法として位置付け、その扱いについては廃棄物処理法によらず、特別法の規定によって措置されるもととして整理することを目指したい」。

（1）単回使用医療機器（SUD）の再製造

2017年7月、SUDの再製造に関する省令改正が厚労省より発出された（文献1）。SUDの再製造とは、「使用済みSUDを医療機器製造販売業者が、その責任のもとで適切に収集し、分解、洗浄、部品交換、再組立て、滅菌等の処理を行い、再び使用できるようにする」ことである。この新たな仕組みのもと、わが国でもSUD再製造への道が切り開かれた。

本項では、このSUD再製造の制度創設に先立って著者らが行った研究班報告の概要を解説したい。著者らは2015年度厚生労働科学特別研究事業と、2016年度国立研究開発法人日本医療研究開発機構（AMED）の研究事業で、「SUDの再製造に関する研究」（研究代表者、武藤正樹）を行った（文献2，3）。研究班ではSUD再製造の米国、欧州における現地調査と、それに基づいて、国内におけるSUD再製造のガイダンス案の検討を行った。

（2）SUD再使用

わが国では、SUDの院内滅菌による再使用が、厚労省の再三のSUD再使用禁止の通知にもかかわらず、依然として跡を絶たない。最近では、2017年9月、大阪市立大学病院は国の通知で再使用が禁じられているSUDである骨に穴を開けるドリルバー40種類や、骨を切断するブレード10種類を滅菌処理して130人に再使用していたと明らかにした。

また、2015年7月、神戸大学病院においてSUDである神経生理電極（EP）カテーテルが約300人の患者に院内滅菌の上、再使用された可能性がある事例が報道された。そして2014年5月、国立病院機構近畿中央胸部疾患センターにおいてSUDである血管接合器具などが、約2,300人の患者に再使用された可能性がある事例も報道されている。この他にもSUDの院内滅菌による再使用にまつわる事例は、数多く報告されている。

このように病院が独自に判断して行うSUDの院内滅菌後の複数回にわたる再使用は、医療機器製造メーカーによる安全性や性能の保証がなく、感染や製品劣化のリスクなど、多くの課題が指摘されている。

（3）米国の事情

一方、北米、欧州の先進各国ではそれまで行っていたSUDの院内滅菌による再使用を規制し、同時に企業が規制当局の承認を得て、病院で使用済みのSUDを収集し、新品と同等まで復元して出荷するSUDの再製造を始めた国も見られる。そして、規制当局がSUD再製造品はオリジナル品と同等であることを認め、その価格もオリジナル品より安価にすることで、医療費削減をも達成している国も多い。こうしたことから再製造されたSUD（Remanufuctured SUD：R-SUD）はデバイスのジェネリックとも呼ばれていて、医療費の抑制に貢献している。

さて、冒頭に述べた研究班では、こうした国々の中から米国及び欧州の事情を2015年と2016年に調査してきた。まず米国から見ていこう。米国でも、2000年以前は、現在の日本と同様、SUDの院内再滅菌・再使用が行われていた。しかし、2000年より、米国医薬食品局（FDA）が、再製造品をオリジナル品の新品と同等であることを証明するための承認基準である「510K」を整備し、SUD再製造の道を切り拓いた。

このため現在では、ストライカー社やジョンソン＆ジョンソン社等の大手医療機器メーカーの子会社である再製造メーカーが自社製品、あるいは他社製品の再製造を実際に行っている。再製造を行っている製品としてはEPカテーテル、超音波カテーテル、超音波メス、血管接合器、トロッカー、深部静脈血栓防止スリーブ、パルスオキシメーター等がある（図表4-9）。

図表4-9　実際に再製造されている製品群リスト

外科系製品群	循環器系製品群	低侵襲機器
整形外科手術と低侵襲手術で使用される外科用器具	不整脈の診断と治療に使用されるカテーテルとケーブル	さまざまな循環動態の状況のモニターまたは処置のために使用される非手術用機器
腹腔鏡用血管シーリング装置、超音波メス、トロッカー関節鏡用シェーバ・ワンドバー・ビット・ブレード	超音波診断用カテーテル電気生理検査用カテーテル、EPインターフェイスケーブル	深部静脈血栓防止用スリーブ、パルスオキシメータプローブ、空気圧タニケットカフ、血圧用カフ

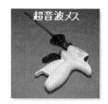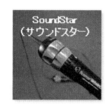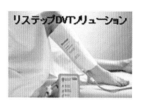

参考文献2より

（4）再製造 SUD の承認プロセス

　FDA による再製造承認プロセスは、基本的にはオリジナル品と同じ承認プロセスを踏むが、以下の要件の追加が必要である。オリジナル品と再製造品の同等性を証明するためのリバースエンジニアリングの実施、再製造設計要件の仕様確認、追加機能試験を含む再製造工程の内容確認、再使用回数の最高数とその設定理由の明示、滅菌処理プロセスの検証、再製造リスクを評価するために追加されたリスク評価項目、交換部品の種類と材料、ラベル添付とトラッキング手順の変更、先発品の設計変更に関する評価等である。

　再製造企業は以上の承認プロセスのもとに、病院よ

図表 4-10　再製造企業による再製造プロセス

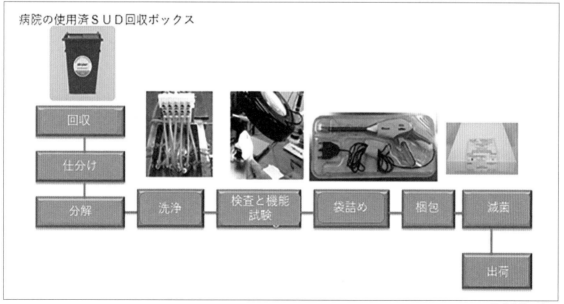

参考文献2より

り使用済みのオリジナル品を収集し、洗浄、分解、部品交換、機器ごとに特有の性能試験を全品について行い、滅菌、パッケージ、ラベリングの上、出荷する（図表4-10）。

（5）米国のSUD再製造企業

米国の再製造市場では、ストライカー社の子会社のストライカー・サステナビリティ・ソリューションズ社が市場シェア第一位で、次いでジョンソン＆ジョンソン社の子会社のステリメド社が2位、医療機器キットメーカーのメドライン社が3位で、メドトロニック社も市場参入したが規模は小さい。

こうした米国の再製造工場の実態を、著者らは研究班として現地調査を行った。調査を行ったのは、米国アリゾナ州のフェニックス市のストライカー・サステナビリティ・ソリューション社である。この工場では、使用済みの神経生理電極（EP）カテーテルを洗浄し、製品によっては分解し、部品交換を行い、性能試験を

行い、滅菌の上、梱包を行っていた（写真）。この現場を訪問して、やはり使用済のSUDを再使用するからには専門工場においてここまで行うべきと感じた。

SUD再製造品は、製品ごとの耐久性の違いもあるが、普通5〜6回の再製造を行うことができる。このため医療材料のコスト削減には、絶大な効果がある。また、SUD再製造品を市場に導入することは、医療機器市場をより競争的にし、オリジナル品の値下げ効果も生むだろう。さらに、大量に発生していたSUDの廃棄コストの削減にもつながり環境にも優しいといえる。

実際に米国では、再製造SUDの価格はオリジナル品に対して30〜60％で、およそ先発品の半分の価格である。こうした意味から再製造SUDはデバイス（医療機器、材料）におけるジェネリック品とも呼ばれている。

このSUD再製造品による医療費の直接の節減効果は、米国市場でおよそ1病院当たり年間30万〜50万米ドルである。また、SUD再製造品の導入によるオリジナル品の値下げ効果や、SUD品の廃棄コスト節減を含め

写真　神経生理電極（EP）カテーテルの再製造工場（米国アリゾナ州フェニックス市のストライカー・サステナビリティ・ソリューション社）

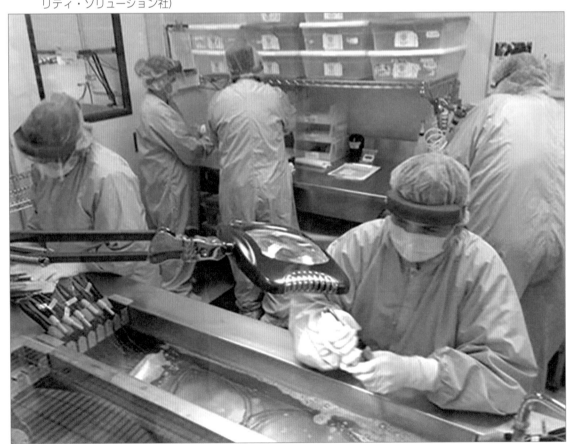

れば、更なる医療費節減効果があると考えられる。

（6）再製造 SUD 使用の実態

著者らは調査の過程で、実際に再製造 SUD（Reman-ufuctured SUD：R-SUD）を使用している医療機関の現場関係者にもインタビューを行い、現場での意見を聞いてきた。例えば、米国のフェニックスのメーヨークリニックの関係者は R-SUD に関して、以下のように述べている。

「当病院では再製造品使用は長い歴史があり、現在では、費用等削減に大きく貢献している。当初は、手術用器械や非常にシンプルなパルスオキシメーターなどの再製造品の導入のみであった」。また、「当初は医師や看護師が再製造品を使用したがらなかった」。このため「オリジナル機器より再製造品を優先して使用するよう 1 年かけてスタッフの教育を行った」。その結果もあって次第に R-SUD が使われるようになった。とくに、医療費削減効果については、「心臓カテーテル室で使用する心臓用の神経生理電極（EP）カテーテルは、オリジナル機器が非常に高額であるため、当院で最も費用削減効果が大きい製品となっている」。どれくらいの削減効果があるかと聞いたところ、「当病院では、再製造品の採用で 40 万米ドルの費用を削減できている」とのことだった。なお、この費用には、再製造品との価格競争の結果から来るオリジナル機器の価格ダウンによる削減は含まれていないとのことだった。

気になるのは、R-SUD の使用時に患者インフォームドコンセントを取っているかについてである。尋ねたところ、「当病院ではインフォームドコンセントは実施していない」とのことだった。理由は「インフォームドコンセントとは、臨床試験などの際に実施するものであり、再製造品の使用はこれに当たらない。われわれはただオリジナル品と同等であることを認められた再製造品を使用して、患者に同じケアを実施しているだけであるから」とのことだった。

（7）ドイツの SUD 再製造事情

さて、次に欧州を見ていこう。まず、ドイツでは 2002 年以降、ロバートコッホ研究所（RKI）と医薬品医療機器連邦研究所（BfArM）の合同委員会の勧告である「病院衛生と感染防止に係る基準」（KRINKO）を満たすことを条件として、R-SUD はオリジナル品と同等として取り扱っている。このため、大学病院の 95％が SUD 再製造品を使用しているという。

ドイツの SUD 再製造の特徴は、再製造企業が各病院と契約を交わした上で、病院で使用済みの SUD に対して再製造サービスを提供するという「病院サービスモデル」として SUD 再製造が発達してきた点にある。このため単回使用品と複数回使用品を区別せず、材料クラス分類にかかわらず再製造の対象としている。なお、KRINKO（クリンコウ）基準は病院、再製造企業の両方に規定されているため、理論的には病院内でも基準を満たせば SUD の再製造を行える。しかし、KRIKO 基準は極めて厳格であるので、病院単独でこの基準を満たすことはできず、病院は再製造企業を利用することになる。

ドイツ国内の再製造企業としては、ベルリンのバンガード社が最大の企業である。同社はドイツ国内の病院に対して、SUD 再製造サービスを提供している。なお、KRINKO が適応となる機器は、心電図モニター電極、内視鏡、トロッカー、電極カテーテル類にいたるまで広範囲にわたり、前述したように複数回使用品、単回使用品を区別していない。

（8）わが国の SUD 再製造ガイダンス案の検討

以上のような米欧の SUD 再製造の規制の現状を参考にしながら、研究班のワーキンググループにより、以下の再製造ガイダンス案を検討した。

①再製造に関する基本的な考え方

医療機関から収集された使用済み SUD を分解、洗浄、部品交換、再組立て、滅菌等を経て、オリジナル品と同一用途の SUD として、再び使用できるようにすることを「再製造」とまず定義した。再製造 SUD を製造販売するには製造販売業の許可を必要とすることとした。

再製造された SUD は、オリジナル品とは別の品目として承認を必要とすることとした。再製造 SUD に係る医薬品医療機器法上の責任は、再製造を行った製造販売業者が担う。なお、オリジナル品の製販業者と再製造業者は必ずしも同一ではなくてもよい。

②再製造の対象となる医療機器

植込み型医療機器、ヒトや動物由来組織を用いるような SUD は対象外とすべきとした。また、まずは、国内で使用された SUD のみを再製造すべきとした。

③クラス分類、一般名称

オリジナル品と原則同じクラス分類。オリジナル品とは別の一般的名称を新設する必要がある。

④使用済み SUD の選別・収集等

医療機関で選別の上、破損、劣化、汚染が生じないよう、他の使用済み医療機器と区分して、保管、運搬する必要があるとした。

⑤設計・製造

　オリジナル品と同等の有効性・安全性を有するよう設計、製造することとした。原材料となる使用済みSUDを、妥当性が確認されている適切な方法により、血液・体液・粘膜等に由来する病原微生物等を洗浄、滅菌することとした。再製造SUDの再生部品、製造、流通のトレーサビリティを確保する必要がある。

⑥知的財産権、商標権等

　わが国では、R-SUDがオリジナル品の特許侵害に該当するか否かについては、基本的にはオリジナル品の権利は消尽したものとして特許侵害には当たらないと理解された。しかし、これには異論もあり、実際には特許係争による判例によりルールが定まってくるとの見方もあった。

　こうした研究班の成果をもとに、厚生労働省内で検討が行われ、2017年7月31日に冒頭に述べたSUD再製造に関する省令改正の通知として、各都道府県知事あてに発出されたというわけである。

　現在、R-SUDの承認取得した製品は、2019年の日本ストライカー社の心臓アビュレーションの時に使用する神経生理電極カテーテルの再製造心臓用カテーテル型電極、2020年のホギメディカル社の深部静脈血栓防止用の再製造空気圧式マッサージ器用カフ、婦人科内視鏡用拡張器である再製造自然開口向け単回使用内視鏡用拡張器、再製造単回使用トローカルスリーブの4製品である。

　今回の規制改革が実現して、使用済みSUDの収集が円滑に行われ、さらなるR-SUDの開発が行われることを期待したい。

■参考文献

1）医薬品、医療機器等の品質、有効性及び安全性の確保等に関する法律施行規則の一部を改正する省令（平成29年厚生労働省令第82号），医薬品、医療機器等の品質、有効性及び安全性の確保等に関する法律関係手数料規則の一部を改正する省令（平成29年厚生労働省令第83号），医療機器及び体外診断用医薬品の製造管理及び品質管理の基準に関する省令の一部を改正する省令（平成29年厚生労働省令第84号），再製造単回使用医療機器基準（平成29年厚生労働省告示第261号）．

2）平成27年度厚生労働科学研究費補助金，厚生労働科学特別研究事業「単回使用医療機器（SUD）の再製造に関する研究」（武藤正樹）．

3）平成28年度国立研究開発法人日本医療研究開発機構委託研究開発事業（医薬品等規制制調和・評価研究事業）「単回使用医療機器の再製造の在り方に関する調査研究」（武藤正樹）

第5章　2025年問題への改革トピックス

1．紹介状のない患者の保険外し

2020年11月19日の社会保障審議会医療保険部会で、大病院に紹介状なしで来院する初診患者、再診患者から初診料、再診料を保険から控除（除外）し、その分を患者特別負担（定額負担）に回すという案が提示された。

この考え方は、2019年12月の全世代型社会保障検討会議中間報告の以下の提言に基づいている。「紹介がない患者が大病院を外来受診した場合に、初診時5,000円・再診時2,500円以上（医科の場合）の定額負担を求める制度について、患者の負担額を増額し、増額分について公的医療保険の負担を軽減するよう改める。そして対象病院を病床数200床以上の一般病院に拡大する」。

（1）紹介状のない患者の保険外しと患者定額負担

この項では、病床数200床以上病院の紹介なし患者の初診料控除（除外）と患者定額負担について見ていこう。この措置により200床以上病院の外来の在り方が大きく変わるだろう。

現在は、紹介状のない初診患者が大病院を訪れた場合、およそ2,000円の初診料と、5,000円の患者定額負担を病院は徴収している。これからは、この初診料などを保険給付から除外し、この分を患者負担に上乗せしておよそ7,000円の特別負担を患者から徴取する（図表5-1）。そして、この措置を200床以上病院に拡大するという案だ。

実は、このように初診料を保険適応から外して、それを患者の特別負担に付け替えるという措置は入院医療においては、すでに2006年の選定療養費制度の中

図表 5-1　定額負担の増額と公的医療保険の負担軽減

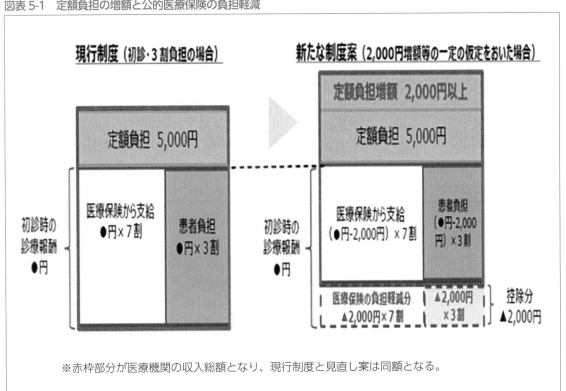

出典：社会保障審議会医療保険部会資料（2020年11月19日）

で取り入れられている。

（2）一般病棟の長期入院患者の入院基本料外し

　一般病棟に180日以上長期入院する患者に対しては、入院基本料の15%の保険料からの控除（除外）を行い、その分を患者自己負担の選定療養費に付け替えを行った。この理由は、一般病棟以外にも療養病棟などの入院選択肢があるのに、あえて一般病棟で患者が入院を希望する場合には、入院基本料の一定額を保険適応外として、その分を患者負担に回すという考え方だ。

　なお、選定療養費というのは、保険外負担である保険外併用療養費制度の一種で、患者から自由料金として徴収できる制度である。保険外併用療養費には、いずれ保険導入となることを前提とした評価療養や、患者申出療養と、保険導入を前提としない選定療養がある。この選定療養の対象には、差額ベッド、歯科の金合金等、時間外診療、制限回数を超える医療行為などがある（図表5-2）。

　しかし、当時からこの180日超入院の入院基本料の減額控除と選定療養費を抱き合わせで導入したことについては、異論も多かった。当時もアメニティ部分に対する選定医療を診療報酬の本体部分である入院基本料の一部除外にまで踏み込んで拡大したことについては、反対もあった。

（3）病院団体の反対

　今回の紹介なし患者の初診料の保険除外について、日本病院会の相澤孝夫会長も「この仕組みによって国民皆保険制度が崩壊してしまうのではないか。今回の『初診料相当・外来診療料相当の保険給付からの除外』を認めれば、医療保険財政のために、他の診療報酬項目にも『保険給付からの除外』が拡大していくのではないか」と述べ、危機感を露わにしている。

　こうした保険給付の適応範囲の見直しは、最近の高額なバイオ医薬品や高度医療の出現で、逼迫する公的保険の制度維持の観点から、議論が活発化している。その背景には、公的保険の役割を個人が負担しきれない重度のリスクに重点化し、比較的リスクの少ない医療

図表 5-2　保険外併用療養費制度について

平成18年の法改正により創設
（特定療養費制度から範囲拡大）

〇 保険診療との併用が認められている療養

① 評価療養 ┐
② 患者申出療養 ┘→ 保険導入のための評価を行うもの

③ 選定療養 ──→ 保険導入を前提としないもの

保険外併用療養費の仕組み
［評価療養の場合］

基礎的部分	上乗せ部分
（入院基本料など保険適用部分）	（保険適用外部分）

保険外併用療養費として医療保険で給付 ↑

患者さんから料金徴収可（全額自己負担※） ↑

※保険医療機関は、保険外併用療養費の支給対象となる先進医療等を行うに当たり、あらかじめ患者さんに対し、その内容及び費用に関して説明を行い、患者さんの自由な選択に基づき、文書によりその同意を得る必要があります。また、その費用については、社会的にみて妥当適切な範囲の額としています。

〇 評価療養
- 先進医療（先進A：36技術、先進B：69技術　平成29年9月時点）
- 医薬品、医療機器、再生医療等製品の治験に係る診療
- 薬事法承認後で保険収載前の医薬品、医療機器、再生医療等製品の使用
- 薬価基準収載医薬品の適応外使用
　（用法・用量・効能・効果の一部変更の承認申請がなされたもの）
- 保険適用医療機器、再生医療等製品の適応外使用
　（使用目的・効能・効果等の一部変更の承認申請がなされたもの）

〇 患者申出療養

〇 選定療養
- 特別の療養環境（差額ベッド）
- 歯科の金合金等
- 金属床総義歯
- 予約診療
- 時間外診療
- 大病院の初診
- 大病院の再診
- 小児う蝕の指導管理
- 180日以上の入院
- 制限回数を超える医療行為

出典：患者申出療養評価会議資料（2016年4月）

行為については、保険給付の範囲から外すべきという考え方がある。そして実際に、こうした考え方をもとに、一般用医薬品として入手できる湿布やうがい薬などの保険給付制限の導入として既に始まっている。

今回のような保険給付制限と、選定療養費の組み合わせを医薬品に応用すれば、例えば、以下のようなことも可能だ。先発医薬品と同等の後発医薬品があるにもかかわらず、患者があえて先発医薬品を希望する場合は、先発品の薬価と後発品との間の薬価差額分を保険から除外し、その除外分を、先発品を希望する患者から特別に徴収するという方法だ。つまり「どうしても先発品を希望するなら、先発品と後発品との薬価差額分を特別料金で払ってください」ということだ。

（4）定額負担の200床以上病院への拡大

つぎに、今回の初診料・再診料の保険除外と定額負担増額が適応される対象病院が200床以上の一般病床に拡大されることについて見ていこう。

これまでも大病院への患者集中を避けるために、大病院における紹介状なしの初診患者・再診患者への選定療養費による定額負担は行われていた。すでに2016

年からは、特定機能病院や地域医療支援病院では義務化されている。そして、2020年4月時点でその対象病院は「特定機能病院」と、「許可病床200床以上の地域医療支援病院」に拡大し、現在は合計666病院がその対象となっている。

それを全世代型社会保障検討会議の中間報告では、対象病院を「病床数200床以上の一般病院に拡大する」ことを方向性として示した。実際に200床以上の一般病院は400床以上538病院（6.4%）、200〜399床816病院（6.7%）で合計1,354病院、全病院数8,400のおよそ16%に達する（図表5-3）。これは現状の定額負担対象の「特定機能病院」と「許可病床200床以上の地域医療支援病院」合計666病院から2倍の1,354病院に対象が広がる勘定だ。

ただし、200床以上の病床数をもって大病院と定義するのには異論もある。200床規模の病院は一般病床以外に地域包括ケア病棟や、回復期リハビリ病棟、療養病棟などをもつケアミックス型病院も多い。また、地域のかかりつけ医機能をもつ外来型の病院も少なくない。

図表5-3　定額負担の対象病院拡大について（案）

○ 大病院と中小病院・診療所の外来における機能分化を推進する観点から、紹介状がない患者の大病院外来の初診・再診時の定額負担制度の拡充する必要がある。

○ 現在、外来機能報告（仮称）を創設することで、新たに「紹介患者への外来を基本とする医療機関」（「医療資源を重点的に活用する外来」（仮称）を地域で基幹的に担う医療機関）を、地域の実情を踏まえつつ、明確化することが検討されている。

○ 紹介患者への外来を基本とする医療機関は、紹介患者への外来医療を基本として、状態が落ち着いたら逆紹介により再診患者を地域に戻す役割を担うこととしており、こうした役割が十分に発揮され、保険医療機関相互間の機能の分担が進むようにするために、当該医療機関のうち、現在選定療養の対象となっている一般病床数200床以上の病院を、定額負担制度の徴収義務対象に加えることとしてはどうか。

	病床数（※）	特定機能病院	地域医療支援病院	その他		全体
	400床以上	86 (1.0%)	328 (3.9%)		124 (1.5%)	538 (6.4%)
現在の定額負担（義務）対象病院	200〜399床	0 (0%)	252 (3.0%)	拡大 紹介患者への外来を基本とする医療機関	564 (6.7%)	816 (9.7%)
現在の定額負担（任意）対象病院	200床未満	0 (0%)	27 (0.3%)		7,031 (83.6%)	7,058 (83.9%)
	全体	86 (1.0%)	607 (7.2%)		7,719 (91.8%)	8,412 (100%)

出典：特定機能病院一覧等を基に作成（一般病床規模別の病院数は平成29年度医療施設調査より集計）
※ 病床数は一般病床の数であり、特定機能病院は平成31年4月、地域医療支援病院は平成30年12月時点。

出典：社会保障審議会医療保険部会資料（2020年3月12日）

（5）医療資源を重点的に活用する外来

　このため200床以上病院でも、以下の外来機能を有する病院に限定する方向で検討が進んでいる。それは現在、医療計画の見直し等に関する検討会の外来機能分化の議論の中で、行われている「医療資源を重点的に活用する外来」を有する病院とする案だ。同外来は以下の3類型を有する外来だ。①がんなどの入院前後の外来、②日帰り手術や放射線療法などの外来、③専門医外来である。こうした医療資源を重点的に活用する外来を一定以上の割合で有する病院を定義づけて明確にしていく方針だ。例えば、こうした医療資源を重点的に活用する外来が、その医療機関の外来全体における占める割合が50％以上とすると、図表5-4のように病床数が大きくなるにしたがって医療機関が増えていく。例えば、200床台で17％、300床台で33％、400床台で47％、500床以上で72％となっている。こうした外来を有する病院が、今回の紹介状なし患者の初診料控除と、特別負担増の候補病院となることが考えられる。

　まだその名称や正式な要件は決まっていないが、こうした外来機能を有する病院を、例えば、「紹介患者への外来を基本とする医療機関」（紹介型医療機関）として明確化する。この明確化のプロセスは、これから始まる外来機能報告制度のデータをもとに地域医療構想調整会議の中で、200床以上の紹介型医療機関を明確化する方向で検討が進んでいる。その上で、該当した医療機関へ「紹介状なし患者への特別負担徴収義務」を拡大していく。

（6）社会保障審議会医療部会での決着

　さて、このように紹介状なしの初診・再診患者への初診・再診料の保険からの除外については、前述のように病院団体からの反対もあった。しかし、2020年12月2日の社会保障審議会医療部会で、紹介状なしの患者への定額負担については、以下のポイントで決着した。①紹介者への外来を基本とする医療機関に対象を拡大、②あえて紹介状なしで大病院を受診する患者の初・再診は、「一定額を保険給付対象から控除し」、定

図表5-4　医療資源を重点的に活用する外来

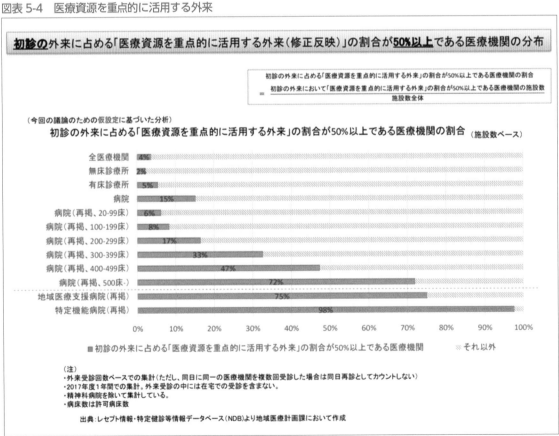

出典：医療計画の見直し等に関する検討会資料（2020年12月3日）

図表 5-5　紹介状なし患者の定額負担の増額

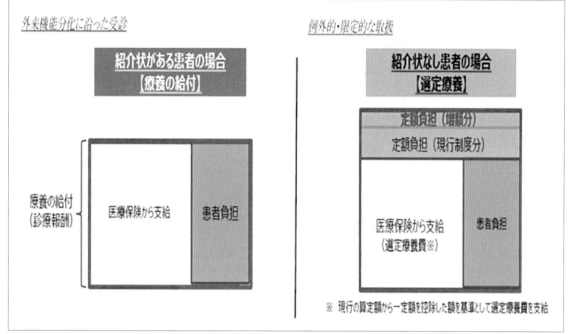

出典：社会保障審議会医療保険部会資料（2020 年 12 月 2 日）

額負担の額を増額、③大病院からかかりつけ医への逆紹介を推進する。とくに②については、一定額を保険給付対象から控除（除外）することについては、厚労省も「例外的・限定的な取り扱い」と述べている。なお、この保険給付の一定額がどれくらいの割合になるかは今後、中医協の中で議論されることになるだろう。図表 5-5 に今回決着した、紹介状なし患者の定額負担の増額の仕組みを、紹介状ありの患者との比較で示した。

（7）外来逆紹介の推進

　さて、次に上記のポイントの③の逆紹介の推進について見ていこう。大病院で一定の治療を終えた患者については、地域の 200 床以下の中小病院やクリニックに「逆紹介」を行うことで、大病院の外来負担軽減、患者の通院負担軽減、大病院と中小病院・クリニックとの連携強化などの効果が期待できる。しかし、このように大病院から逆紹介を行っても再び大病院を再受診してしまう再来患者については、「2,500 円以上の特別負担を徴収する」こととなっている。

　しかし厚生労働省の調べでは、逆紹介してもなお特定機能病院等を受診してしまう患者は、再診患者全体の 30.7％ にのぼる。そして、このうち定額負担徴収の実施は 0.2％ にすぎない。その低い理由については調査が必要だが、そもそも大病院の外来では逆紹介が一筋

縄ではいかない。大病院の外来患者は紹介元に逆紹介してもすぐに大病院に戻ってきてしまう。

　その理由は、「患者が専門医や専門医療機器、多科の診療科目のそろった病院を離れたがらない」、「複数科を受診している患者は病院外来が便利なので離れたがらない」、「患者が病院との縁切りが怖いので薬だけでも病院の外来でもらいたいという」、また、外来医師も「紹介元の診療所に戻そうとしても、『がんの患者は診られない』と断られた」、「診療所の詳細な診療機能が分からないので、逆紹介のしようがない」、「逆紹介したいが、診療所のレベルが心配でできない」、「忙しい外来の最中に、患者を説得して逆紹介先を探して、紹介状を書くなんて、やっていられない」などである。

　しかし、紹介状なしの初診・再診の保険除外が始まると、さらに、逆紹介を徹底することが求められることになる。こうした逆紹介を行うためのポイントを以下に挙げてみよう。

　まず、ポイント①は薬のみの患者あるいは 1 年以上前回 Do 処方の患者からまず逆紹介を行うことだ。その際に問題となるのは複数科受診の患者だ。複数科の処方を整理してから逆紹介する必要がある。

　ポイント②は、「縁切り不安」の防止である。緊急時はいつでも受診ができること、また半年後、1 年後の節目に外来予約をあらかじめ取っておくことだ。こうし

たとき地域連携パスを共有して、節目受診や緊急時受診の要件を診療所側と共有することがポイントだ。

　ポイント③は、逆紹介希望の患者調査だ。逆紹介を望まない患者が多いことは事実だが、中には外来担当医に遠慮して逆紹介を言い出せない患者も多い。こうした患者を外来再診時のアンケートから掘り起こすことも大事だ。

　ポイント④は、逆紹介先の診療所や200床以下病院の外来診療機能の調査だ。例えば、訪問診療が可能、インスリン自己注射などの管理が可能などきめ細かい外来機能情報が必要だ。

　ポイント⑤は、以上の点を踏まえて、病院外来に逆紹介外来センターを設けることだ。

　薬のみの患者の逆紹介や、複数科受診の患者の処方整理や、地域連携パスの設定や、逆紹介先探しなどを専門に行う外来センターだ。こうした外来機能には総合診療科の外来が向いている。総合診療科の担当医が薬剤科と協力して処方整理を行い、地域連携室と協働で逆紹介先を探し、患者説明を行い、逆紹介を行う。

　紹介状なしの患者の初診料・再診料からの保険除外と、定額負担の増額について見てきた。病院団体からの初診料の保険からの除外に対して反対もあった。しかし結局、これまでの200床以上病院の外来は紹介外来、専門外来であるとの厚労省の外来機能分化の基本見解は押し通された格好だ。

　さて、これから200床以上病院は、ますます逆紹介に励まなければならない。しかし、同時に逆紹介ほど病院と地域の診療所を結ぶ強力なツールはないことも自覚すべきだ。逆紹介が増えれば、逆紹介元の診療所や200床以下病院からの紹介患者も増える。それは200床以上の病院の経営にとっても良いことだ。

　逆紹介推進には、病院の地域との懸け橋である総合診療科や地域連携室がその役を担うのがふさわしい。

■参考文献

- 厚生労働省社会保障審議会医療保険部会資料（2020年11月19日）
- 厚労省患者申出療養評価会議資料（2016年4月）
- 厚労省社会保障審議会医療保険部会資料（2020年3月12日）
- 厚労省医療計画の見直し等に関する検討会資料（2020年12月3日）
- 厚労省社会保障審議会医療保険部会資料（2020年12月2日）

2. 後期高齢者自己負担2割

　2019年12月15日に、「全世代型社会保障改革」の最終報告案「75歳以上の後期高齢者が医療機関で支払う窓口負担2割に引き上げ」が閣議決定された。窓口負担の引き上げは2022年後半からで、現状の1割負担から収入によっては、2割に倍増することになった。これまで後期高齢者の医療機関の窓口で支払う自己負担は1割負担、現役並み収入のある高齢者の3割負担の2段階であった。これを今回は1割負担、収入に応じた2割負担、現役並み3割負担の3段階となる。今回は後期高齢者の自己負担2割引き上げに至った経緯を振り返ってみよう。

（1）激増する後期高齢者

　まず引き上げの理由は、団塊の世代が後期高齢者となる「2022年問題」だ。2022年問題とは著者もその一員だが、1947年から49年に生まれた団塊の世代700万人の先頭集団が、いよいよ2022年に後期高齢者に突入することである。2022年後期高齢者は1,957万人となり、2025年には2,180万人に膨れ上がる（図表5-6）。図表5-6は2015年の人口100としたときの、各年代層の変化の推移予測だ。75歳以上の人口が他の年齢階層を引き離して2022年から急増する。

　このため後期高齢者の医療費も高騰する。75歳以上の1人当たりの年間医療費は、2016年時点で平均91万円、65歳未満の平均医療費18万円の5倍にも相当する。また、75歳以上の後期高齢者の国民医療費は2019年度、約19兆円である。このうち4割を現役世代が支払う保険料から支払っている。残り5割は税金と高齢者本人の自己負担分1割だ。このうち現役世代が支払う4割は後期高齢者支援金で、高齢者への「仕送り」と呼ばれている。この仕送りは厚労省の試算によれば、2020年度の6.8兆円から25年度には約8.2兆円へと膨らむ。これは現役世代1人当たりの負担としては、約6.3万円から約8万円にまで膨れ上がることになる。また、支援金額は現状でも大企業などの健康保険組合などでは組合支出の約6割にも達し、健康保険組合は赤字に追い込まれ、解散する組合も増えている。このような世代間の負担の不公正を放置すれば制度そのものが成り立たない。

（2）後期高齢者医療制度と医療費自己負担の歴史

　ではまず、75歳以上の高齢者に対する後期高齢者医療制度を振り返ってみよう。後期高齢者医療制度は、

図表 5-6　年齢区分別人口（日本の将来推計人口・平成 29 年推計）

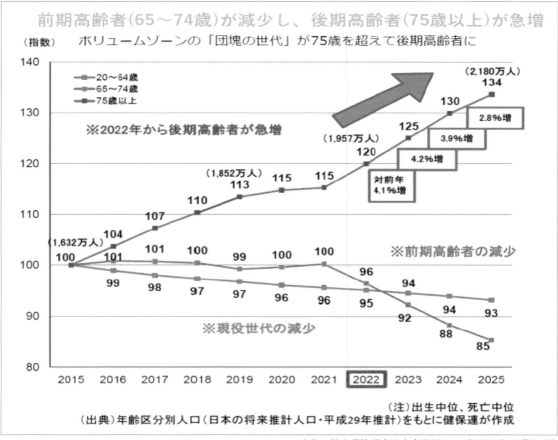

前期高齢者（65〜74歳）が減少し、後期高齢者（75歳以上）が急増

（指数）　ボリュームゾーンの「団塊の世代」が75歳を超えて後期高齢者に

※2022年から後期高齢者が急増

※前期高齢者の減少

※現役世代の減少

（注）出生中位、死亡中位
（出典）年齢区分別人口（日本の将来推計人口・平成29年推計）をもとに健保連が作成

出典：健康保険組合連合会資料より（2019 年 9 月 9 日）

小泉純一郎内閣の医療制度改革で 2008 年に生まれた。

2008 年の時点で後期高齢者は 1,300 万人だった。

この 1,300 万人が 75 歳の誕生日を迎えた時、それまで子供の扶養家族の高齢者でも、健保組合や国民健康保険から切り離され、一人一人が後期高齢者医療制度の加入者となった。そして、後期高齢者に対して 1 割自己負担が導入される。保険料を 75 歳以上の高齢者本人も 1 割を支払うことで医療へのコスト意識を高めることが狙いだった。当時の小泉内閣はこれを「痛み分け」と称した。しかし、「後期高齢者」という名称に「現代の姥捨て山か？」と反発が広がり、当時の野党民主党は撤回を訴えた。しかし結局、制度は民主党による政権交代の後でも存続することになる。

さて、高齢者の医療費自己負担率の歴史を、さらに過去にさかのぼってみよう。今では想像もできないが、1973 年以前はなんと健康保険の被扶養者の自己負担は 5 割であった。また、国保では本人も含めて 5 割自己負担だった。このため高齢者でも自己負担率は 5 割だった。こうした高齢者の高い自己負担率に対して、

地方自治体では、老人の自己負担分の全部、またはその一部を公費で負担する措置が高度成長期には普及する。こうした自治体で先行した高齢者の自己負担の減免に引きずられて、田中角栄内閣の時の 1973 年に全国で老人医療費無料化が行われ、70 歳以上の高齢者の自己負担率がゼロになる。1970 年当時には 70 歳以上高齢者の人口は 434 万人である。この老人医療費無料化のおかげで老人病院が激増し、高齢者の社会的入院の問題が起る。

さすがにこの老人医療費無料化制度は 10 年後の 1982 年に廃止され、それ以降、じわじわと高齢者の自己負担比率が上がっている。まず、1983 年にスタートした老人保健制度で 70 歳以上高齢者の自己負担を 1 割に引き上げた。その後、2008 年の後期高齢者医療制度の導入を通じて、75 歳以上の後期高齢者については 1 割負担、現役並み所得の人は 3 割負担とした。また、2008 年には 70〜74 歳の前期高齢者については、それまでの 1 割負担を 2 割負担に引き上げた。しかし、2007 年夏の参院選で自民党が大敗を喫し、福田康夫政

権は2割と定めた法律上の規定を凍結して、予算措置を講じて負担割合を1割にとどめることとした。この措置は民主党への政権交代、自民党の政権復帰を挟んでも続いたが、ようやく2014年4月以降にそれまでの7年間の凍結を解いて、70歳の誕生日に達する高齢者から順次、自己負担を原則2割に引き上げられることにした。そして2018年には70歳から74歳のすべての高齢者が2割負担となった。こうして前期高齢者の原則2割負担が完成する。

　この結果、現在では70～74歳の自己負担率は2割、ただし、現役並み所得世帯は3割負担、75歳以上は原則1割負担、現役並み所得世帯は3割負担となった（図表5-7）。

　このように今回の後期高齢者の自己負担増2割問題は、そのスタートポイントの1973年の老人医療費無料化から数えるとおよそ50年、2008年の後期高齢者制度発足から12年かけての年月の流れを背景としている。

（3）後期高齢者自己負担2割への道

　次に今回の後期高齢者自己負担2割の経緯を見ていこう。2018年3月に、自民党の「財政再建に関する特命委員会財政構造のあり方検討小委員会」が、「団塊の世代がいよいよ後期高齢者に移行する中で、2割への

引上げについて早急に結論を得る」と、後期高齢者の「原則2割負担増」について早くも先鞭をつけている。そして、その時期については「経済・財政再生計画改革工程表2017改定版」では、「2018年度中に関係審議会等において検討し、結論を得る」とされていた。というのも先述のように、70～74歳の前期高齢者の2割負担が2014年から70歳の誕生日を迎える人から順次導入され、原則2割負担が完成するのが2018年である。このため2019年から後期高齢者の原則2割負担を75歳の誕生を迎えた人から順次すすめれば、すでに74歳で2割負担の人はそのまま75歳の誕生日にも2割負担となる。こうして切れ目なく、また負担も2割のまま変わりなく、スムーズに後期高齢者の原則2割負担に移行できる。このように後期高齢者が原則2割負担になると、医療費で8,000億円の削減との試算もなされた。

　しかし、事はそう簡単には進まなかった。2018年中には原則2割負担をめぐる与野党の調整はできなかった。このため2019年に上記のような都合のよい後期高齢者原則2割負担への移行は結局ムリであることがわかった。このため2018年6月の「経済財政運営と改革の基本方針」（骨太の方針2018）では、「団塊世代

図表5-7　医療費の一部負担（自己負担）割合について

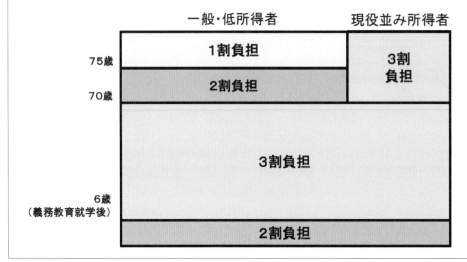

出典：社会保障審議会医療保険部会資料より（2019年1月31日）

が後期高齢者入りするまでに、世代間の公平性や制度の持続性確保の観点から、後期高齢者の窓口負担の在り方について検討する」と記載された。これによって「原則2割」の文言は削除されるとともに、「検討する」と表現が緩められ、さらに、その実施時期も2022年までに先送りされた。

しかし、2019年9月から開催された全世代型社会保障検討会議の12月の中間とりまとめにおいて「後期高齢者（75歳以上、現役並み所得者は除く）であっても一定所得以上の方については、その医療費の窓口負担割合を2割とし、それ以外の方については1割とする」と再び「2割負担」が復活した。また、その実施は遅くとも「団塊の世代が75歳以上の高齢者入りする2022年度初めまでに改革を実施できるよう、最終報告を取りまとめる」とした。

この過程では、当時の安部首相の強い意向が働いたという。厚労省は当初、関係審議会での議論が終わっていないことを理由に、「2割負担」の中間とりまとめの記載には消極的だった。さらに、与党内でも反対意

見が根強く、2019年12月に自民党の「人生100年時代戦略本部」が公表した報告書では、「医療費の窓口負担割合を引き上げる」と記すにとどめて、2割の文言を明記しなかったほどだ。公明党も「現行の原則1割負担という仕組みを基本として、具体的な影響を丁寧に議論し、負担能力に応じた負担という観点に立って慎重に検討すべき」と求めた。

しかし、結局、全世代型社会保障検討会議の中間とりまとめでは安倍首相の意向もあり、「2割」への引き上げが明記された。しかし、それは原則2割ではなく、「一定所得以上」の人を2割、「それ以外」の人を1割とした。「原則2割」の考え方はこの時点で消え去った。そして2割負担を適用する所得基準などの制度設計の詳細については、社会保障審議会医療保険部会にゆだねられることになった。

（4）社会保障審議会医療保険部会での議論

これを受けて社会保障審議会医療保険部会の議論が、2020年1月からスタートした。医療保険部会では、健

図表5-8　所得基準として考えられる機械的な選択肢

	考え方	所得・収入目安	後期高齢者に占める割合	対象者数
1	介護保険の2割負担の対象者の割合（上位20%）と同等	本人課税所得64万円以上 本人収入240万円以上	上位20% （現役並み区分を除くと13%）	約200万人
2	現行2割負担である70～74歳の平均収入額（約218万円）を上回る水準	本人課税所得45万円以上 本人収入220万円以上	上位25% （現役並み区分を除くと18%）	約285万人
3	平均的な収入で算定した年金額（単身：187万円）を上回る水準	本人課税所得28万円以上 本人収入200万円以上	上位30% （現役並み区分を除くと23%）	約370万人
4	本人に課税の対象となる所得がある水準 （諸控除を加味したうえで、所得に応じて納税している水準）	本人課税所得あり 本人収入170万円以上	上位38% （現役並み区分を除くと31%）	約520万人
5	本人に住民税の負担能力が認められる水準 （本人所得が住民税非課税水準を超える水準）	本人所得35万円超 本人収入155万円以上	上位44% （現役並み区分を除くと37%）	約605万人

注）・上位44%は課税所得がある者に加え、所得等が一定額以上の者を対象とするもの。
　　・本人収入は、それぞれの課税所得等をもとに年金収入のみの単身世帯を前提に計算。対象者のほとんどが年金収入であるため、年金収入のみで収入を計算している。
　　・対象者数の積算にあたって、収入基準として介護保険同様に「年金収入とその他の合計所得金額」が年収の下限の額を上回るかで判定することを前提に計算。
注）　後期高齢者夫婦世帯の場合の収入（配偶者：基礎年金想定）は、上位20%で360万円、上位25%で340万円、上位30%で320万円、上位38%で290万円、上位44%で290万円。

出典：社会保障審議会医療保険部会資料より（2019年1月31日）

康保険組合連合会が「現役世代の負担軽減が目に見える形になるように（所得基準の線引きを）設定すべき」と主張したのに対し、日本医師会は「年金生活者からすると、年金のなかでやりくりしなければならない。収入があるものは3割とすることは賛成であるが、2割については、大きな政治問題になる」と反対し、議論の焦点は「どれぐらいの所得で1割、2割の線引きを決めるか」という点になった。

　上記の経緯から、厚労省は2020年11月20日に社会保障審議会医療保険部会に、後期高齢者の自己負担2割負担について、「機械的な選択肢」として、対象者を規定する5つの所得基準と急激な負担増を抑制するための2025年までの経過措置を提示した。5つの選択肢は、①本人収入240万円以上、後期高齢者に占める割合上位20%、②220万円以上、上位25%、③200万円以上、上位30%、④170万円以上、上位38%、⑤155万円以上、上位44%（図表5-8）。

　この5段階の案をめぐって、医療保険部会では、「高齢者の厳しい生活を考慮し、可能な限り、窓口負担2割化は狭い範囲とすべき」という議論が出る一方、「現役世代にこれ以上に負担増を求めるべきではなく、より広い範囲での窓口負担を実現すべき」という意見が出て平行線をたどった。

（5）政治決着した2割負担の範囲

　こうした中、全世代型社会保障検討会議の2020年末への取りまとめへ向けて、水面下での政治決着が図られる。安倍政権を引き継いだ菅首相をはじめ政府与党は2割負担の対象者の所得水準を170万円以上とする案を公明党に打診した。しかし、公明党はこれに反発して240万円以上とするように求めた。170万円以上は本人に課税対象となる所得がある水準だ。240万円以上は介護保険の2割負担と対象と同水準でいずれもそれなりの説得力はある。ただ240万円以上の対象者数は200万人以上に限定されるが、170万円以上の対象者数は520万人以上と幅広だ。

　結局12月9日に、政府与党と公明党の話し合いの結果、240万円以上と170万円以上の中間をとった200万円以上で決着した。200万円以上で2割負担となるのは370万人が対象人口である。ちなみに後期高齢者全体でみると、負担ごとの割合では3割負担は130万人、2割負担は370万人、1割負担は1,315万人となる。2割負担が実施された場合、現役世代の負担を軽減する効果は約880億円という。また、その施行時期も当初の2022年度初めから同年夏に予定されている参院選

への影響を考えて、選挙のあとの2022年後半となった。

　さて厚労省によると、2割負担になった人の窓口負担額は年平均11.5万円で、1割負担の時よりも年3.4万円の負担増となる。ただし、負担を緩和する措置として、施行後3年間は外来で1月分の負担増が最大1月3,000円以下に収まるような経過措置を導入するとした。これにより実際の負担額は3.1万円になるという。

（6）後期高齢者2割負担の導入方法

　さて、後期高齢者の2割負担をどのように導入するかが気になるところだ。この導入方法には二通りの方法がある。導入時期を、例えば2022年の10月とすると、①2022年10月時点で、75歳以上の自己負担割合を収入200万円以上の人をすべて2割に引き上げる。②2022年10月以降、75歳の誕生日を迎えた収入200万円以上の人から順次2割負担にしていく。

　①は、その時点で70～74歳の高齢者ですでに2割負担の場合は、75歳になっても同じ負担割合のためスムーズに移行が進むこと、時期を揃えることで公平性は保てることがメリットだ。しかし一方、その時点で、75歳以上、1割負担だった人は、一気に1割から2割に負担が増える点がデメリットと言える。

　一方、②の場合、2022年10月に75歳になる人から収入に応じて2割負担となる。生まれ年でいえば1947年10月生まれの団塊の世代からが対象だ。こうすると1947年1月から9月に生まれの団塊の世代の人はぎりぎりセーフで1割負担のまま逃げ切ることになる。同じ団塊の世代のなかでも負担感に違いがでることになる。しかし、生まれ年の違いによる負担感の差は、前期高齢者の2割負担の時にも起きた。ただ、制度設計をする際にはどうしても生まれた歳で区切るのが分かりやすい。

　なお、1948年、1949年に生まれた団塊の世代は、前期高齢者の2割負担のまま75歳の誕生日を迎えて後期高齢者2割負担にそのまま移行することになる。こうした点から、導入方法は前期高齢者の2割負担の時と同様、2020年10月に75歳の誕生日を迎えた団塊の世代の人から順次引き上げとなる公算が高い。

（7）懸念される受診抑制

　後期高齢者の2割の引き上げが実現すれば、単純に国の医療給付費は減少にはなる。しかし、自己負担増による高齢者の受診の手控えによる重症患者の増加への懸念が増える。日本医師会が発表した「患者窓口分析についてのアンケート調査」（2019年）では、自己負担割合が3割では、患者の11.5%が、2割の患者で

は 10.2% が、1 割の患者では 6.6% が受診控えを行った。つまり、自己負担割合が大きくなるにつれて、受診控えも増えていく（図表 5-9）。とくに、後期高齢者の受診控えはそのまま重症化につながりかねない。保険給付費削減策が、重症化による医療費増加につながっては元も子もない。

図表 5-9　経済的負担で受診を控えた人の割合

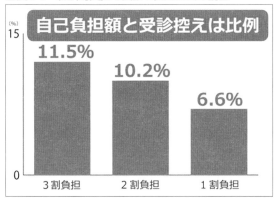

日本医師会「患者窓口分析についてのアンケート調査」(2019 年)

後期高齢者の窓口負担 2 割増を振り返ってみた。今回の負担増の直近のスタートポイントは、2019 年 12 月の全世代型社会保障検討会議の以下の中間報告から始まった。「後期高齢者であっても一定所得以上の方については、その医療費の窓口負担割合を 2 割とすること」。同時にこの中間報告では「大病院への患者集中を防ぎ、かかりつけ医機能の強化を図るための定額負担の拡大を行うこと」も盛り込まれていた。こちらも「大病院に紹介状なしで来院する初診患者、再診患者から初診料、再診料を保険から控除（除外）し、その分を患者特別負担に回す」ことになった。いずれも、患者負担増と保険給付の削減を抱き合わせた政策だ。保険財源の逼迫を患者に押し付ける制度改革はこれからも続くのだろうか？

3．ジェネリック医薬品の闇と ポスト 80% 時代

　2021 年 2 月 9 日、後発医薬品メーカーの小林化工に対して過去最長の 116 日間の業務停止命令が下った。同社が抗真菌剤イトリコナゾールの製造過程で睡眠導入薬を混入させ、200 名以上の患者に健康被害を生じ、その内 1 名を死亡させた事件に対してである。また、2021 年 3 月 3 日には、75 品目の回収事例を出した後発医薬品業界最大手の日医工に対して 32 日の業務停止命令が出された。後発医薬品（ジェネリック医薬品）の闇と、その普及目標 80% 後の時代を見ていこう。

（1）後発医薬品メーカーの闇

　この小林化工と日医工問題は、後発医薬品の品質への信頼に測り知れない暗い影を落とした。これを契機に後発品から先発品への揺れ戻しが懸念され、後発医薬品の政府目標、「2020 年 9 月に数量ベースシェア 80% 目標」達成にも影響を与えるだろう。この 80% 目標は実際には 78.3% との未達となった。しかし、その差 1.7%、あともうひと押しというところだった。後発医薬品普及促進の政策が始まった 2000 年当初のシェア率 30% 台からスタートして 20 年かけて、80% 近くまでに達した後発医薬品への信頼が、小林化工、日医工問題で一瞬にして崩れ去った。

　小林化工の後発医薬品イトラコナゾールへの睡眠導入剤の混入は、原料の継ぎ足しの際に起きた。本来は 2 名で行う原料継ぎ足しを 1 名で行ったという重大な手順書違反である。しかし、後に判明したのはこうした手順書違反が他の製造工程でも裏手順書まで作って 40 年も前から常態化していたことだ。さらに役員もそれを黙認していたこと、出庫前の検査で気付きながら原因追及を怠っていたことなど、福井県の査察においても虚偽の報告を行っていたことなど、重大な GMP 違反が問われた。

　このため同製品は、死亡事故などの重大な健康被害を引き起こした場合に行われるクラス 1 の回収となり、冒頭に述べたように小林化工は 116 日の業務停止を受けることになった。

　また、日医工では出荷前に品質試験を満たさなかった不適合品について、手順書では認められていない再試験方法によって合格としたり、また、不適合品を再粉砕して再加工して合格としていたなど、考えられないような違反が 10 年近くまかり通っていた。健康被害こそなかったもの「医薬品等の製造管理及び品質管理に関

する基準 GMP：good manufacturing practice）」の重大な違反である。

（2）後発医薬品の歴史

さて、後発医薬品の歴史は1960年代後半から始まる。

1997年にその承認基準がヒト試験による生物学的同等性試験や、溶出試験など基準が引き上げられるまでは、いわゆる「ゾロ品」の時代が続く。当時は動物試験のみで承認を行っていたが、その品質には問題がある製品も多かったようだ。当時、承認基準の査察を行った経験者から聞いた話だが、ウサギ10羽を使って試験したというが、実際に査察に入ったらウサギのケージが1つしかなかった。また、その血中動態のグラフが先発品のグラフをなぞったように一致していたなどの話に事欠かなかった。実際に1990年代後半にこうした古い基準で承認された後発品を再試験したところなんと500品目に近い後発品が新基準を満たさず市場から駆逐されたこともあったくらいだ。

今回の小林化工問題は、こうした1970年、80年代のゾロ品時代の暗闇がいまだに現存していたという信じがたい事件だった。

もともと小林化工は業界の中では、規模は小さいながら、抗がん剤の後発品の開発も手掛けるなど技術的にも優良な企業と思われていた。また、その経営状態も良く、資本金1億円にもかかわらず、2020年3月決算では営業利益率22％、純資産716億円にも達していた。

また、日医工も後発医薬品専業メーカーとしては年間売り上げ1,900億円のトップ企業である。今から思えば、両社とも品質投資をないがしろにした利益重視の経営体質だったのだろう。

こうした事態を受けて、著者が代表理事を務める日本ジェネリック医薬品・バイオシミラー学会では小林化工問題について緊急声明を公表し、同社を学会賛助会員から除名処分とした。

（3）後発医薬品シェア80％後の目標

さて現在、厚労省は後発医薬品のシェア率80％後の政府の新目標を2021年6月までに策定することとしている。この新目標にも、小林化工、日医工問題は大きな影響を与えるだろう。

まず、これまで市場シェア拡大を一途に目指してきた後発医薬品目標だが、今回の問題を受けて、一度立ち止まって品質確保をその目標の第一に掲げるべきだ。すなわち、すでに目標としている80％以上の数値目標

を置くことはせず、市場シェア拡大から品質重視に軸足を移すべきだ。

それには新目標には、「後発医薬品品質事故ゼロ」すなわち「クラスⅠ回収ゼロを目指す」を加えてはどうか？　これを達成するためには、後発医薬品の品質監視体制の一層の強化を目指さなければならない。

現在、後発医薬品の品質監視体制には、以下の仕組みがある。1つ目は、「一斉監視指導」がある。これは国立医薬品食品衛生研究所や地方衛生試験所を通じて市場に流通している後発医薬品を毎年900品目集めて、再試験を行い、承認時の品質基準を満たしているかを監視する仕組みだ。同時に企業に立ち入り検査も実施する。この品目数をさらに増やして、監視指導を強化してはどうか。こうした一斉監視指導により回収に至った事例をその都度、企業名とともに公表していく。

2つ目の仕組みが、国立医薬品食品衛生研究所が実施している「ジェネリック医薬品品質情報検討会」である。著者も同検討会の委員の一人。同委員会では後発医薬品の品質に問題ありとされた学術論文、学会発表や、医薬品医療機器総合機構（PMDA）の後発品相談窓口によせられた意見等について、科学的に検証し、場合によっては再検査を行っている。2008年からスタートした同検討会では、最近は後発医薬品に問題ありとされた学会発表や論文数は減少してほとんど無くなっている。その中での今回の事件だ。このため、この検討会において論文精査に加えて、後発医薬品に関する回収事例、重大な副作用報告等の事例についても精査し公表してはどうか？

3つ目は後発医薬品の「ロードマップ検証検討事業」である。同事業は厚労省が民間シンクタンクに委託して行っている。同検討委員会の座長は著者が務め、後発医薬品の安定供給、品質に対する信頼性の確保、情報提供の方策、使用促進に係る環境整備、医療保険上の事項、後発医薬品普及のロードマップの実施状況のモニタリング等について医師会、薬剤師会、保険者、業界団体、有識者を交えて調査検討を行っている。

このロードマップ検証検討事業の「品質に対する信頼性の確保」の調査項目に後発医薬品の品質関連の回収事例を加えてモニタリングを行ってはどうか？

以上のような既存の仕組みを使って、さらなる後発医薬品に対する監視の目を強化することが必要と考える。

また、今回の事例でも明らかになったことだが、小林化工1社を共同開発元として複数社がそれぞれの屋号で販売している。しかし、小林化工のような共同開発

元の情報はいっさい公開されていない。このため、その製品が小林化工製であるかどうか、現場ではわからず、混乱を招いた。まずは、共同開発元の情報を開示すべきだ。

そして、これからは数十社で行う共同開発の社数を制限してはどうか？　それによって現在200社にも及ぶジェネリック医薬品製造販売企業の数を整理し、過当競争を抑えることができる。

（4）80％目標以後の新たな後発医薬品目標

さて、日本ジェネリック医薬品・バイオシミラー学会でも、80％目標達成後のポスト80％時代へ向けての検討を行っている。ポスト80％の課題は、先述の通り、後発医薬品の品質事故ゼロが、まず挙げられる。その他の目標としては、後発品普及率の格差是正であり、都道府県格差だ。沖縄、鹿児島、岩手などが80％を超えているのに対し、東京、大阪などの大都市圏での後発医薬品普及率が低い。このため新目標としては「すべての都道府県で80％以上」とする目標を第7次医療費適正化計画の終了年の2023年までに設定してはどうか？　また、一部大学病院などで、後発品の使用割合が著しく低いなどの現状もある。こうした医療機関ごとの普及率の格差をまず視える化し、それを公表し、その是正を図ることがこれからの課題だ。

格差是正の1つの方策が、すでに一部の大学病院等で行われているフォーミュラリー（推奨医薬品リスト）の全国普及。フォーミュラリーは同種同効医薬品のなかで、有効性、安全性、経済性の観点から定めた推奨ルールのことだ。このフォーミュラリーの第一選択薬には、後発医薬品やバイオシミラリーが並ぶ。このフォーミュラリーをぜひ2022年の診療報酬改定で導入を図り一気に全国展開をしたいものだ。

最後に、バイオ医薬品の後続品であるバイオシミラーのさらなる普及も課題である。高額なバイオ医薬品の特許切れに従って、安価なバイオシミラーの成分数も増加していて、現在14成分にまで達している。

このバイオシミラーの独自の普及目標についても定めたいものだ。というのも新薬のバイオ医薬品の国際開発競争に後れを取った日本であるが、バイオシミラーの開発競争にまで遅れをとってはならない。バイオシミラーの国内開発とその普及のためにも普及目標が必要だ。

4．バイオシミラー

2019年9月18日の中医協総会では、「医薬品の効率的かつ有効・安全な使用について」の項目の中で、バイオシミラー（バイオ後続品）が取り上げられた。バイオシミラーは、先行バイオ医薬品と同等／同質の品質、安全性、有効性を有し、しかも経済性にも優れている。しかし、患者側からは「バイオ後続品をそもそも知らない」、「医療機関から勧められれば使用したいが、医療機関からの勧めがない」という意見が依然として多い。このため厚労省保険局の森光医療課長は、「バイオ後続品を知らない患者にバイオ後続品を推奨する際の情報提供」、「新たにバイオ後続品を導入する、または使用中のバイオ医薬品をバイオ後続品に切り替える場合の患者への説明や、症状の観察などの評価を検討してはどうか」との論点を提示した。

本項では、こうしたバイオシミラーの最新の現状と、その使用促進策、そして、保険者の役割について振り返って見たい。

（1）バイオ医薬品とは何か？

まず、本題に入る前に、バイオ医薬品とは何かについて押さえておこう。バイオ医薬品とは、遺伝子組換えや細胞培養等のバイオテクノロジーを応用して作られる医薬品である。遺伝子組み換え操作によって作られた大腸菌、酵母、チャイニーズハムスターの卵細胞などのいわゆる「細胞工場」によって、バイオ医薬品は製造される。このためバイオ医薬品は、これまでの化学合成される低分子の医薬品に比べて、分子量も巨大で、構造も複雑、しかも多額の開発費や製造経費がかかるので、その薬価も高額だ。

さて、先行バイオ医薬品についてまず見ていこう。先述したように、バイオ医薬品は細胞工場によって作られることもあり、同じ製造工程でも完全に同一のモノ

図表 5-10　バイオ医薬品の特性

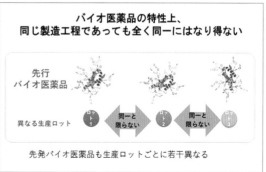

を作ることはできない。実際にはロットごとに少しずつ差異がでてくるのだ（図表5-10）。

また、バイオ医薬品も他の医薬品同様、製造販売後その生産効率の向上や、製剤の品質向上を目的として、製造工程の改良を行う。こうした時に製剤の特性や、生物活性に変化が生じうる。例えば、製造工程変更前後で、塩基性製剤の割合や糖鎖構造、生物活性などが変化することも知られている。このためバイオ医薬品の製造工程変更前後の品質の同等性・同質性は、日米欧医薬品規制調和国際会議におけるICH Q5Eというガイドラインにしたがって決められている。

このガイドラインによれば、バイオ医薬品の製造工程の変更にともなう同等性・同質性の定義とは、以下の通りである。「同等性・同質性とは、必ずしも変更前及び変更後の製品の品質特性が全く同じであることを意味するものではなく、変更前後の製品の類似性が高いこと、ならびに、品質特性に何らかの差異があったとしても、既存の知識から最終製品の安全性や有効性には影響を及ぼさないであろうことが十分に保証できることを意味する」。

このように同一製造販売企業において製造されるバイオ医薬品においても、ロット間差異や製造工程変更後の差異が生じる。このことを認めた上で、その最終製品の安全性や有効性を、ある基準の範囲の中で保証することになっている。

（2）バイオシミラーとは？

では、次にバイオシミラー（バイオ後続品）について見ていこう。バイオシミラーの定義とは、「バイオ後続品の品質・安全性・有効性確保のための指針」によれば、以下のように定義される。「国内で既に新有効成分含有医薬品として承認されたバイオテクノロジー応用医薬品（先行バイオ医薬品）と同等・同質の品質、安全性及び有効性を有する医薬品として、異なる製造販売業者により開発される医薬品である」。この場合の同等性とは、先行バイオ医薬品に対して、バイオシミラーの品質特性がまったく同一であるということを意味するのではない。バイオシミラーは品質特性において、先行バイオ医薬品と比べて類似性が高く、かつ、品質特性に何らかの差異があったとしても、最終製品の安全性や有効性に有害な影響を及ぼさないと科学的に判断できることをもって同等性と判断している。このガイドラインは先述した、先行バイオ医薬品の製造工程の変更に伴って、その変更前後の同等性・同質性を担保するときに用いたICH Q5Eを用いている。つまり、バイオシミラーも、先行バイオ医薬品の製造工程変更後

図表5-11　ICH（日米欧医薬品規制調和国際会議）のガイドライン

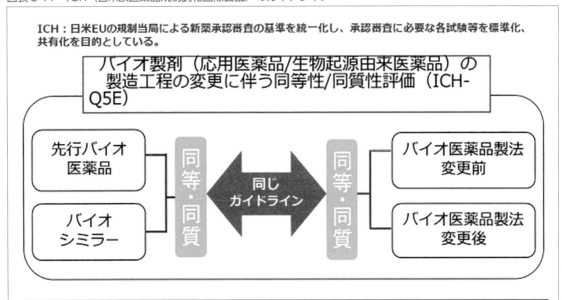

図表 5-12　日本で承認されたバイオ後続品

| 先行バイオ医薬品 | バイオ後続品 | | 承認年 |
	一般名	商品名	
ジェノトロピン	ソマトロピン	ソマトロピンBS皮下注「サンド」	2009
ランタス	インスリン グラルギン [インスリン グラルギン後続1]	インスリン グラルギンBS注「リリー」	2014
	インスリン グラルギン [インスリン グラルギン後続2]	インスリン グラルギンBS注「FFP」	2016
ヒューマログ	インスリン リスプロ [インスリン リスプロ後続1]	インスリン リスプロBS注「サノフィ」	2020
グラン	フィルグラスチム [フィルグラスチム後続1]	フィルグラスチムBS注「モチダ」、「F」	2012
	フィルグラスチム [フィルグラスチム後続2]	フィルグラスチムBS注「NK」、「テバ」	2013
	フィルグラスチム [フィルグラスチム後続3]	フィルグラスチムBS注「サンド」	2014
フォルテオ	テリパラチド [テリパラチド後続1]	テリパラチドBS皮下注「モチダ」	2019
エスポー	エポエチン カッパ [エポエチン アルファ後続1]	エポエチン アルファBS注「JCR」	2010
ネスプ	ダルベポエチン アルファ [ダルベポエチン アルファ後続1]	ダルベポエチン アルファBS注「JCR」	2019
	ダルベポエチン アルファ [ダルベポエチン アルファ後続2]	ダルベポエチン アルファBS注「三和」	2019
	ダルベポエチン アルファ [ダルベポエチン アルファ後続3]	ダルベポエチン アルファBS注射液「MYL」	2019
ファブラザイム	アガルシダーゼ ベータ [アガルシダーゼ ベータ後続1]	アガルシダーゼ ベータBS点滴静注「JCR」	2018
レミケード	インフリキシマブ [インフリキシマブ後続1]	インフリキシマブBS点滴静注用「NK」、「CTH」	2014
	インフリキシマブ [インフリキシマブ後続2]	インフリキシマブBS点滴静注用「あゆみ」、「日医工」	2017
	インフリキシマブ [インフリキシマブ後続3]	インフリキシマブBS点滴静注用「ファイザー」	2018
ヒュミラ	アダリムマブ [アダリムマブ後続1]	アダリムマブBS皮下注「FKB」	2020
リツキサン	リツキシマブ [リツキシマブ後続1]	リツキシマブBS点滴静注「KHK」	2017
	リツキシマブ [リツキシマブ後続2]	リツキシマブBS点滴静注「ファイザー」	2019
ハーセプチン	トラスツズマブ [トラスツズマブ後続1]	トラスツズマブBS点滴静注用「NK」、「CTH」	2018
	トラスツズマブ [トラスツズマブ後続2]	トラスツズマブBS点滴静注用「第一三共」	2018
	トラスツズマブ [トラスツズマブ後続3]	トラスツズマブBS点滴静注用「ファイザー」	2018
アバスチン	ベバシズマブ [ベバシズマブ後続1]	ベバシズマブBS点滴静注「ファイザー」	2019
	ベバシズマブ [ベバシズマブ後続2]	ベバシズマブBS点滴静注「第一三共」	2019
エンブレル	エタネルセプト [エタネルセプト後続1]	エタネルセプトBS皮下注、皮下注用「MA」	2018
	エタネルセプト [エタネルセプト後続2]	エタネルセプトBS皮下注「TY」、「日医工」	2019

2021年1月4日　国立医薬品食品衛生研究所　生物薬品部

日本医薬品一般名称の（遺伝子組換え）は省略して表記

出典：国立医薬品食品衛生研究所（2021年5月）

の承認に用いたと同じガイドラインを用いているということだ（図表5-11）。しかもバイオシミラーの薬価は、先行バイオ医薬品より開発経費が安価であるので、その薬価も、先行バイオ医薬品のおよそ70%に抑えられている。

（3）バイオシミラーのわが国の現状

　さて、2021年1月現在、国内で承認され、薬価収載されているバイオシミラーは、以下の14品目（成分）、ソマトロピン、インスリングラルギン、インスリンリスプロ、フィルグラスチム、テリパラチド、エポエチンアルファ、ダルベポイエチンアルファ、アガルシダーゼベータ、インフリキシマブ、アダリムマブ、リツキシシマブ、トラスツズマブ、ベバシズマブ、エタネルセプトである（図表5-12）。

　さて、2017年6月の経済財政運営と、改革の基本方針（骨太の方針）では、バイオシミラーについて、以下のような普及のための目標を定めている。

　「バイオ医薬品及びバイオ後続品の研究開発支援方策等を拡充しつつ、バイオ後続品の医療費適正化効果額・金額シェアを公表するとともに、2020年度（平成32年度）末までにバイオ後続品の品目数倍増（成分数ベース）を目指す」。

　2017年骨太の方針の時点で承認されていたバイオシミラーは、ソマトロピン、エポエチンアルファ、フィルグラスチム、インフリキシマブ、インスリングラルギンの5成分だった。

　その後、2021年1月時点で先述したように14成分となっている。2020年度に倍増という2017年の骨太の方針で定めた倍増目標は達成された。

　さて現在、先行バイオ品の市場は免疫チェックポイント阻害剤のオブジーボに代表されるような高薬価のバイオ医薬品の上市によって急拡大している。バイオ医薬品は、その開発経費や製造経費が高額なこともあり、高薬価である。このためバイオ医薬品の国内市場規模は1.5兆円規模にも達している。この国内市場は、

今後も続々と新たなバイオ医薬品が登場することを考えると、2025年までに2.4兆円規模に達するとも言われている。

　こうした中、バイオ医薬品も特許切れの時期を迎えている。特許切れの時期は承認時期の違いもあり、日米欧間で多少のずれはあるが、日本では2014年を境に、続々とバイオシミラーが上市されるようになった。それまでも国内ではソマトロピン、エポエチンアルファ、フィルグラスチムなど比較的分子量の小さく、薬価も安価なバイオシミラーが上市されていた。しかし、2014年からはインフリキシマブを始めとした分子量15万以上の高薬価のバイオ医薬品のバイオシミラーが市場に次々と出てくるようになり、本格的なバイオシミラー時代に突入した。

　バイオシミラーの薬価は、先行バイオ医薬品の薬価の40%から70%台に抑えられている。実際に2018年12月のバイオシミラーの薬価を見てみると、フィルグラスチムやソマトロピンは、先行バイオ医薬品に比べて40%台、エタネルセプトは50%台の薬価で、その

薬剤費節減効果も大きい（図表5-13）。このため、その医療薬品削減効果に期待が高まっている。しかし現状では、バイオシミラーの普及率は品目によってまちまちだ。

（3）品目ごとにより異なるバイオシミラーの普及率の違い

　先述したように、現在上市しているバイオシミラーは14品目である。しかし、その市場での普及率は品目ごとにばらつきがある。普及しているバイオシミラーと普及していないバイオシミラーについて、その理由を見ていこう。

①普及したバイオシミラーとその理由

　バイオシミラーは、その成分ごとに普及率が異なる。例えば、エポエチンアルファは67%、フィルグラスチムは66%に達している（図表5-14）。

　エポエチンアルファが伸びた理由は以下だ。透析療法に伴う腎性貧血に用いる赤血球増殖因子であるエポエチンアルファは、透析療法の中で包括支払い扱いと

図表5-13　先行バイオ医薬品とバイオ後続品の薬価一覧

（2019年12月現在）

	一般名	主な適応症・薬効	共通の規格	先行バイオ医薬品薬価	バイオシミラー薬価	価格差	対先行バイオ医薬品薬価
1	ソマトロピン	成長ホルモン分泌不全性低身長症	5.3mg 1筒/5mg 1筒※	24,899	16,393	-8,506	65.8%
			12mg 1筒/10mg 1筒※	61,550	31,640	-29,910	51.4%
2	エポエチン アルファ	腎性貧血	750国際単位0.5mL 1筒	532	383	-149	72.0%
			3000国際単位2mL 1筒	1,467	1,073	-394	73.1%
3	フィルグラスチム	好中球数増加促進	75μg 0.3mL 1筒	7,203	3,533	-3,670	49.0%
			150μg0.6mL 1筒	14,348	5,683	-8,665	39.6%
4	インフリキシマブ	リウマチ・炎症性腸疾患	100mg 1瓶	77,871	45,101	-32,770	49.8%
5	インスリン グラルギン	糖尿病	300単位 1筒	1,389	884	-505	63.6%
			300単位 1キット	1,864	1,422	-442	76.3%
6	リツキシマブ	リンパ腫	100mg10mL 1瓶	31,107	21,247	-9,860	68.3%
			500mg50mL 1瓶	152,292	104,404	-47,888	68.6%
7	トラスツズマブ	乳癌・胃癌	60mg 1瓶	19,034	13,427	-5,607	70.5%
			150mg 1瓶	44,215	30,214	-14,001	68.3%
8	エタネルセプト	（バイアル）・関節リウマチ・若年性特発性関節炎	10mg1瓶	6,426	3,432	-2,994	53.4%
			25mg1瓶	15,993	8,598	-7,395	53.8%
		（シリンジ、ペン）・関節リウマチ	25mg 0.5mL 1筒	15,542	8,742	-6,800	56.2%
			50mg 1.0mL 1キット	30,937	17,246	-13,691	55.7%
9	アガルシダーゼ ベータ	ファブリー病	5mg 1瓶	130,307	84,001	-46,306	64.5%
			35mg 1瓶	728,696	469,741	-258,955	64.5%
10	テリパラチド	骨粗鬆症	600μg1キット	44,136	26,491	-17,645	60.0%
11	ダルベポエチン アルファ	腎性貧血	5μg0.5mL1筒	1,204	826	-378	68.6%
12	ベバシズマブ	結腸・直腸癌	100mg4mL1瓶	42,511	26,492	-16,019	62.3%

※共通する規格が無いため、先行バイオ医薬品と最も類似する規格を選択した

出典：厚生労働省「バイオ医薬品とバイオシミラーを正しく理解していただくために」講習会資料

なっている。このため効果が同じであれば、安価なエポエチンアルファが使われるようになった。とくにエポエチンアルファのように投与すれば赤血球が増えるのが臨床医の目にも明らかだったので、臨床現場での切り替えは早かった。また、フィルグラスチムのような顆粒球コロニー刺激因子は、抗がん剤の化学療法のときの白血球（顆粒球）減少に対して用いられる。こちらも投与すれば、白血球が増えることが一目でわかるので、臨床医にとってもバイオシミラーの切り替えの動機づけになった。このように包括支払いの対象になったり、比較的短期間にその臨床効果が明らかになるバイオシミラーについては切り替えが順調だ。

また、抗がん剤領域でいうと、リツキシマブも市場浸透が早かった。リツキシマブは悪性リンパ腫に用いられる抗がん剤だ。この治療は入院で行い、しかも入院中は診断群別包括支払い（DPC/PDPS）の適応になるので、病院での導入が早かった。外来で用いるリウマチ薬の一種であるエタネルセプトも市場浸透が早かった。それはエタネルセプトの薬価が安価で患者の自己負担

分が軽減できることによる。この自己負担軽減効果は、やはり外来で用いるインスリンのバイオシミラーであるインスリングラルギンが普及した理由でも同じだ。

このように普及しているバイオシミラーの普及理由を見ると、明らかにジェネリック医薬品のそれと同じ理由であることがわかる。ジェネリック医薬品が普及した理由は主に以下の3つである。1つは入院で診断群別包括支払いの適応となる医薬品であること、そしてもう1つは外来において患者自己負担が軽減できる医薬品であることである。そして、ジェネリック医薬品を医療機関が使用することで診療報酬上のインセンティブがつくこと、この3つにより普及が進む。

②普及しないバイオシミラーとその理由

一方、リウマチ薬のインフリキシマブは2.8%、成長ホルモンのソマトロピンは14.9%程度であまり普及が進んでいない（図表5-14）。

インフリキシマブが普及しない理由は、高額療養費制度にある。高額療養費制度とは、バイオ医薬品のような高額な医薬品を使うと、患者自己負担額も巨額になる。

図表5-14　バイオシミラー件数とシェア（平成28年4月〜平成29年3月診療分）

一般名	入院		外来（院内）		外来（院外）		合計	
	BS	先行品	BS	先行品	BS	先行品	BS	先行品
ソマトロピン	0	0	29,111	109,812	5,620	89,203	34,731	199,015
			21.0%	79.0%	5.9%	94.1%	14.9%	85.1%
エポエチン	72,590	45,275	88,120	35,884	0	0	160,710	81,158
	61.6%	38.4%	71.1%	28.9%			66.4%	33.6%
フィルグラスチム	434,436	227,764	133,305	68,245	1,228	1,377	568,969	297,386
	65.6%	34.4%	66.1%	33.9%	47.1%	52.9%	65.7%	34.3%
インフリキシマブ	2,865	70,506	23,944	864,755	0	0	26,810	935,261
	3.9%	96.1%	2.7%	97.3%			2.8%	97.2%
インスリングラルギン	135,781	163,763	409,591	762,435	1,380,200	3,190,739	1,925,572	4,116,936
	45.3%	54.7%	34.9%	65.1%	30.2%	69.8%	31.9%	68.1%
合計	645,672	507,307	684,071	1,841,131	1,387,048	3,281,319	2,716,791	5,629,757
	56.0%	44.0%	27.1%	72.9%	29.7%	70.3%	32.5%	67.5%
処方フィールドのシェア	13.8%		30.3%		55.9%		100%	

注：ソマトロピンは、ジェノトロピンに対するシェア。
　　インスリングラルギンの先行品に「ランタスXRソロスター」は含まない。
　　処方フィールドのシェアとは、処方件数の入院、外来（院内）、外来（院外）
　　別の内訳（先行品、BS合計）。

ソマトロピン：成長ホルモン製剤
エポエチン：赤血球増殖因子製剤
フィルグラスチム：好中球増殖因子製剤
インフリキシマブ：リウマチ・炎症性腸疾患等に対する抗TNFα抗体製剤
インスリングラルギン：持効型インスリン製剤

出典：中央社会保険医療協議会総会資料（2019年9月18日）

このために高額な医薬品をだれでもが使えるようにする仕組みとして、患者自己負担の限度額を月額およそ 8 万円程度に抑える制度である。そのかわり、国や自治体、保険者が実際の薬価と自己負担分の差額分を補助して、高額なバイオ医薬品による治療をだれでも受けることができるようにするという優れた制度である。

しかし、こうした優れた制度である高額療養費制度ではあるが、一方、患者側から見ると安価なバイオシミラーを使おうが、高額な先行バイオ医薬品を使おうが、自己負担限度額の上限は変わらない。また、インフリキシマブのようにバイオシミラーを使うと薬価が先行品の 7 割程度に安くなる。すると場合によっては、高額療養費制度が適応されなくなる。このためバイオシミラーを使うことで、かえって患者の自己負担分が高くなるという逆転現象がおこり、ますますバイオシミラーは選択されなくなる。

これはソマトロピンのバイオシミラーの普及率が 14.9% と低迷している理由とも共通している。ソマトロピンは低身長症の子どもに使われる。この低身長は小児慢性疾患の公費助成制度の対象になっている。このため低身長症でソマトロピンを使用する患者の自己負担限度額が無料から 5 千円程度に低く抑えられている。このため母親にしてみれば、現在使っている高額の先行バイオ医薬品の成長ホルモンを、安価なソマトロピンのバイオシミラーに置き換えようという動機付けが働かない。成長ホルモンによる小児慢性疾患の低身長症への公費助成の予算額は、なんと年間 400 億円、これを安価な成長ホルモンのバイオシミラーに置き換えれば、大幅な予算削減にも通じるし、他の小児慢性疾患への補助金にも回せるのにと、誰しもが思う。

もちろん、こうした高額療養費制度や公費助成制度は、治療を受けたくても経済的負担のために受けられない患者にとってはなくてはならない制度である。この制度は今後とも是非とも守っていくべきだ。しかし、同時に国や自治体、健保組合等の保険者など医療費を負担する立場からすれば、同じ有効性や安全性が先行品と同等であることが判っていて、しかも安価ならバイオシミラーの使用を促進してもらいたいところだ。

（4）先進各国のバイオシミラーの普及状況

さて、こうしたバイオシミラーの先進各国の普及状況はどうだろう？　まず、問題のインフリキシマブのバイオシミラーであるが、その普及率は、ノルウェーでは 97%、ポーランドは 93% である。これらの国では、輸入医薬品を国家入札にしているので、自ずから安価なバイオシミラーが落札することになる。

また、英国ではインフリキシマブのバイオシミラーは 84% に達している。英国では、国立医療技術評価機構（NICE）による推奨が効果を上げている。そのガイダンスによれば、バイオ医薬品を使用している関節リウマチ患者に対しては、「最も低価格な薬剤で治療を開始すること」とされているため、必然的にバイオシミラーの使用率が上がっている。NICE はバイオシミラーの使用により約 10% のコストダウンにつながり、国民保健サービス（NHS）の費用削減に貢献すると主張している。また、英国のように税方式による国営医療の国では、医薬品予算が定められているので、安価な医薬品の使用が医療機関でも推奨されるということも関係している。

さて、日本と同じ社会保険制度を有するドイツでも、インフリキシマブのバイオシミラーは 50%、同様に社会保険制度の国であるフランスでも 42% と日本より圧倒的に普及している。ドイツでは、バイオシミラーの安全性について、医療関係者に早い段階から情報提供を実施し、保険者、保険医協会を通じてその普及に努力している。

次に日本では、普及率が 14.9% と進んでいないソマトロピンのバイオシミラーについても見ていこう。例えば、ソマトロピンのバイオシミラーの普及率は、フランス 34%、ドイツ 32%、イギリス 22% という具合だ。例えば、ドイツでは保険医協会と医師会との協定で、ソマトロピンのバイオシミラーの目標普及率を設定している。ソマトロピンのバイオシミラーの新規投与患者の処方割合は 25% 以上というような目標設定を行っている。このように各国ともバイオシミラーの普及促進にはさまざまな施策を通じて努力している。

（5）バイオシミラー普及策と新目標

さて、日本の今後のバイオシミラーの普及促進について考えていこう。まず、2017 年の骨太の方針で定められた 2020 年におけるバイオシミラーの倍増 10 品目目標は先述のように達成した。このため次の 3 年後の目標、つまり 2023 年達成目標を定めることが今後、必要となる。それにはまず、バイオシミラーの普及目標値は、低分子のジェネリック医薬品の目標値とは分けて考えるべきだ。

現在は、価格の安価の低分子のジェネリック医薬品も、高薬価のバイオシミラーも同じ後発品として分類されている。また、その使用目標も数量ベースで「2020

年9月までに80%」と定められていた。バイオシミラーは、それぞれ成分ごとにその普及率のばらつきが大きく、薬価も高額なので、普及目標はジェネリック医薬品とは分けて設定を行い、さらに、バイオシミラーの品目別に行ってはどうだろう。

　例えば、日本で普及していないインフリキシマブのバイオシミラーについてみると、現状2.8%の普及率を独仏なみの30%に目標をさだめ、そこに至るまで医療機関側に診療報酬上のインセンテイブを与えることと、そして、バイオシミラーを選択する患者に対しては高額療養費の自己負担分を軽減する措置を図ってはどうだろうか？　高額療養費の自己負担分の軽減措置があれば、患者もバイオシミラーを選ぶだろう。同様に、ソマトロピンバイオシミラーについても同様に現状14.9%を目標値30%として、それに至るまで医療機関と患者にインセンティブを与えてはどうだろう。他のバイオシミラーについても成分別に個別目標を与える（図表5-15）。

　また、バイオシミラー使用促進には保険者の役割が欠かせない。まず、保険者の取り組みの第一は、バイオシミラーのことを加入者に知ってもらうための啓発活動である。

図表 5-15　バイオシミラーの新目標値

2023年へむけてバイオシミラーの段階的な新目標値を設定しては？	
•インフリキシマブ	30%
•ソマトトロピン	30%
•グラルギン	60%
•エリスロポイエチン	80%
•フィルグラスチム	80%

著者作成

　つぎに、バイオシミラーを患者に積極的に使ってもらうための工夫として、患者がバイオシミラーを使った場合には、健保組合から還付金を出してはどうだろうか？　例えば、先行バイオ医薬品を使ってもバイオシミラーを使っても高額療養費の適応になる場合、バイオシミラーを選べば、自己負担額分の金額を一部または全額を還付して、自己負担額を軽減あるいは無料としてはどうだろうか？　こうした還付制度を行ってもバイオシミラーに置き換えられることによる医薬品費削減額は、還付金を上回って巨額となる。

　もちろん、バイオシミラーを使うに当たっては医師の承認と処方が必要だ。それにはまず、患者からバイオシミラーの使用を医師に働きかけてはどうだろう。患者は自己負担額が軽減、または無料となれば、バイオシミラーを選び、医師に積極的に働きかけるはずだ。

　わが国のバイオシミラーの現状と課題と、その使用促進策について振り返った。

　バイオシミラーの普及活動は、現在保険者が行っているジェネリック医薬品の普及活動と基本的には同じだ。バイオシミラーについても、まず先行バイオ医薬品を使用している患者をレセプトデータから抽出し、バイオ医薬品とバイオシミラーの医療費の差額通知を送る。

　そして、同時にバイオシミラーが先行バイオ医薬品と同等であることを理解してもらう。

　さらに、普及の進んでいないインフリキシマブやソマトロピンについては、患者がバイオシミラーを選ぶことを条件に健保組合が自己負担分の軽減を図るための還付金を出す。こうしたバイオシミラー使用促進活動として、健保組合で、これまでの「ジェネリックお願いカード」に加えて、「バイオシミラーお願いカード」と、「バイオシミラー還付金」制度を作ってみてはどうだろうか？

■参考文献

・厚生労働省医薬食品局審査管理課長，生物薬品（バイオテクノロジー応用医薬品／生物起源由来医薬品）の製造工程の変更にともなう同等性／同質性評価について，薬食審査発 0426001 号，平成 17 年 4 月 26 日．

・厚生労働省医薬食品局審査管理課長．バイオ後続品の品質・安全性・有効性確保のための指針，薬食審査発第 0304007 号，平成 21 年 3 月 4 日．

・内閣府．「経済財政運営と改革の基本方針 2017」，平成 29 年 6 月 9 日．

コラム⑤　ジェネリック医薬品とインドネシア

　私がジェネリック医薬品に興味を持ったのは、今から20年以上も前の1998年のインドネシアでのことだった。この年の前年、アジア通貨危機が東南アジアを襲った。この時、私はこの通貨危機がアジアの医薬品流通に与えた影響を調査するためにインドネシアに調査旅行に出かけた。

　アジア通貨危機は、米国のヘッジファンドの通貨空売りを引き金として始まった。通貨危機は、まず1997年7月のタイ通貨バーツの大暴落を招いた。この通貨大暴落は周辺国に一挙に広がった。インドネシアもその例外ではなく、インドネシア通貨のルピアの価値が大暴落した。このため、お財布にルピア紙幣がパンパンに溢れていても、何も買えないという事態になった。

　その通貨危機のため、医薬品の多くを輸入に頼っていたインドネシアは大打撃を受けた。この通貨危機の医薬品流通に与える影響調査でインドネシアに渡った。この調査旅行で、私はインドネシア政府のジェネリック医薬品への力の入れように、目を見張った。インドネシアは、世界保健機構（WHO）の優等生と言われるだけあって、それ以前から実はジェネリック医薬品の国内製造と流通に力を入れていた。当時、インドネシア政府は、半官半民のジェネリック医薬品を製造する公社3社と流通公社を1社持ち、2億人の人口を抱える広大なインドネシア全土にジェネリック医薬品普及を強力に推し進めていた。

　このためルピア大暴落の中、医薬品輸入が支障を来しても、なんとかジェネリック医薬品で国内の医薬品流通を維持したということが調査でもわかった。

　当時のインドネシアの国民医薬品費は、国民1人当たり年間、米ドル換算でたったの6ドルだった。この貴重な6ドルを有効に活用して全インドネシア国民に医薬品を持続的に供給するには、ジェネリック医薬品が欠かせない。これを見て初めてジェネリック医薬品のパワーを実感した。通貨危機を乗り切ってインドネシアの国民の健康を守ったのも、このジェネリック医薬品があったからこそと思った。

　さて、もちろん日本とインドネシアでは全く医療事情、経済事情も異なる。しかし、貴重な医療費を無駄にせず使うこと、そして全国民が医薬品の恩恵を等しく受けるために、ジェネリック医薬品が欠かせないという事情は、実は今の日本にも当てはまる。

　日本は、これから世界に類を見ない超高齢社会になる。2025年には私もその一員である団塊世代800万人が一挙に後期高齢者の仲間入りをする。そのとき医療費、年金、介護福祉費からなる社会保障給付費は、なんと150兆円を突破する。医療費だけでも50兆円という世界が到来する。このままでは国民皆保険の維持も困難だ。こうした中、安価で質の高いジェネリック医薬品の使用促進が待ったなしだ。こうした思いを抱えて、日本に帰ってきた。そして現在、私が代表理事を務める日本ジェネリック医薬品・バイオシミラー学会を創設した。

■ 著者略歴

武藤 正樹（むとう・まさき）

社会福祉法人日本医療伝道会衣笠病院グループ相談役

1949年神奈川県川崎市出身　1974年新潟大学医学部卒業、1978年新潟大学大学院医科研究科修了後、国立横浜病院にて外科医師として勤務。同病院在籍中厚生省から1986年〜1988年までニューヨーク州立大学家庭医療学科に留学。1990年国立療養所村松病院副院長。1994年国立医療・病院管理研究所医療政策研究部長。1995年国立長野病院副院長。2006年より国際医療福祉大学三田病院副院長・同大学大学院医療経営福祉専攻教授、2018年4月より同大学院医学研究科公衆衛生学分野教授。

2020年7月より現職。

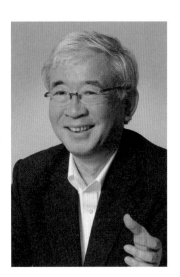

学会としては、日本医療マネジメント学会副理事長、日本ジェネリック医薬品・バイオシミラー学会代表理事。

政府委員としては、医療計画見直し等検討会座長（厚労省2010年〜2011年）、中医協入院医療等の調査評価分科会会長（厚労省2012年〜2018年）、規制改革推進会議医療・介護ワーキンググループ専門委員（内閣府2019年〜2021年）。

著作としては、「2025年へのカウントダウン〜地域医療構想と地域包括ケアはこうなる〜」（医学通信社、2015年）、「2040年医療介護のデッドライン」（医学通信社、2019年）、「新型コロナで医療が変わる」（日本医学出版、2020年）など多数。

著者連絡先　〒238-8588　神奈川県横須賀市小矢部2-23-1
社会福祉法人日本医療伝道会衣笠病院グループ　電話046-852-1182
e-mail: muto@kinugasa.or.jp

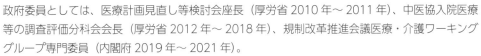

医療介護の岩盤規制をぶっとばせ！
——コロナ禍中の規制改革推進会議、2年間の記録——　　　　　定価（本体 1,800 円 ＋ 税）

2021 年 8 月 11 日　第 1 刷発行 ©
著　　　者　　　武藤　正樹
発 行 者　　　藤原　　大
デザイン・DTP・編集協力　株式会社プラス・ワン

発 行 所　　　株式会社 篠原出版新社
　　　　　　　〒 113-0034　東京都文京区湯島 3-3-4 高柳ビル
　　　　　　　電話（03）5812-4191（代表）　郵便振替　00160-2-185375
　　　　　　　E-mail：info@shinoharashinsha.co.jp
　　　　　　　URL：www.shinoharashinsha.co.jp

ISBN 978-4-86705-809-1